小熊祐子
富田眞紀子
今村晴彦

サクセスフル・エイジング
Successful Aging

予防医学・健康科学・コミュニティから考える
QOLの向上

慶應義塾大学出版会

はじめに

　超高齢社会を迎え、医療費の高騰が大きな問題となっている現在の日本において、「いかに健康に生きるか」が大きなテーマである。「団塊の世代」をはじめとしたシニア層、そして、これからシニアになる世代にとって、その問題は切実である。「健康長寿」「アンチ・エイジング」という言葉がメディアなどで頻繁に取り上げられるのもその一つの証左であろう。しかしながら、それを実現するための健康論やその支援手法については、——高齢化社会が私たちにとって初めての経験でもあるが故に——議論の途上にある段階である。

　本書では、加齢をマイナスのイメージとしては捉えない。年をとることに抗するともとらえない。むしろ年を重ねていくことをプラスと考え、豊かに生きる「サクセスフル・エイジング」という概念を採用する。サクセスフル・エイジングというテーマに関しては、これまでも様々な分野で研究や提言がなされているが、本書では一つの領域にとどまることなく、予防医学・健康科学・心理学・社会学といった異なる分野の専門家が、それぞれの分野の専門性を生かして「サクセスフル・エイジング」のための重要な要素を検討している。そして、それぞれの分野の専門性を融合し、「サクセスフル・エイジング」を実現するための健康論を展開しているのが、本書の大きな特徴と言えるだろう。

　サクセスフル・エイジングを実現するためには、生活の質（quality of life, QOL）を向上させることが大きなテーマである。QOL向上のためには、個人の健康維持・健康増進などが重要な要素となる。しかし、健康維持・増進には、個人の努力だけではどうにもならないものがあり、個人を取り巻くいろいろな人々のサポートが必要となる。（家族も含む）このサポートを、本書では「健康サポート」と呼ぶこととする。

本書における、健康サポートとは、個々人の健康維持・健康増進、ひいてはQOLやウェルネスアップにつながるための支援のことをいう。ただし、一方的な支援ではなく、最終的には個々人が自立していけるようなサポートであり、また、あらかじめ決められたプログラムに画一的に当てはめるのではなく、本人の意識・知識・認知を確認した上で、現在の行動・健康状態などを総合的に判断し、何を行うか、優先順位をどうつけるか、本人と相談しながら、作り上げていくものをイメージしている。この考えは、ビジネスとして行う場合、行政が行う場合、家族が家族のために行う場合等もあり得る。また、対個人のみのサポートだけではなく、家庭、地域、コミュニティといった、集団単位での支援も含まれている。

　健康サポーターとは、健康サポートを提供する側の人のことを示す。しかし、健康サポーターは、健康増進のための専門家だけを含むものではない。上記のように、家族が家族のために行う場合等も含まれているために、本人の家族が健康サポーターとなることも想定されており、そのような様々な人に向けて本書はまとめられている。また、本書では、健康サポートを受ける人のことを、健康サポートプログラムに参加する人、という意味で"参加者"ということにした。

　本書は、健康サポートに関わる専門家の方々が、より学際的に、自身の専門分野以外も含め広く学ぶことを意識して執筆した。3名の著者は予防医学、心理学分野専門、コミュニティ論専門と異なった専門分野から健康増進に関わってきた。今回のプロジェクトを機に今一度健康サポートを考えていく中で、大いに理解が深まった。そもそも、健康行動科学・ヘルスプロモーションの領域は、健康・心理・行動科学といった多分野の人が関わり、学際的に発展してきた分野である。各分野の専門書では難しくて、専門でない人にはわかりにくいことが多い。本書では"健康サポート"という視点に特化して、各領域の理論的な基盤から、実践的な内容まで含めるよう、時には、わかりやすい例をあげて執筆した。

　そのため本書は、一般の方がより詳しい知識やノウハウを得て、自身

や身近な人の健康維持・改善に役立てるためにも、活用できると思う。

　健康は日々の生活の"資源"である。健康は疾病がない状態、というだけでなく、連続的な概念であり、心身ともに、良好な状態をいう。疾病があっても健康というのはあり得る。超高齢社会を迎えた今、何らかの疾病を抱える人は全く珍しくない。その中で、いかに、"健康"を維持し、質の高い生活を送っていくのか。この本では、いわゆる"医療"が担う部分ではなく、医療にかかる人にもかかる前の人にも役立つ、健康維持・増進の部分、予防に主眼を置いた生活習慣にとどめ、すべての人のQOLアップにつながるサポートに主眼をおいていく。

　なお、本書は、慶應義塾大学と三井不動産株式会社等による共同研究「健康増進住宅における健康サポート」プロジェクトの成果として我々が取りまとめた、住宅における健康サポートのマニュアル原稿のうち、慶應義塾大学側が執筆を担当した部分を基盤として、新たに理論や事例の紹介を加えて再構成するものである。

サクセスフル・エイジング ★ 目次

はじめに ……………………………………………………… i

第1章 日本の健康の現況　　001

① 高齢長寿大国 日本 …………………………002
|1-1| 超高齢社会を迎えた日本 ………………002
|1-2| 健康寿命とは ……………………………002

② 現在の日本の医療費 …………………………007

③ 日本の健康施策 ………………………………011
|3-1| 健康増進・疾病予防のアプローチの仕方
　　　——ポピュレーションアプローチとハイリスクアプローチ—— ……011
|3-2| 日本の健康施策：健康日本21 …………012

第2章 健康と生活習慣　019

① 健康に関する基本概念　020

- 1-1 健康とは　020
- 1-2 QOL (Quality of Life 生活の質) とは　020
- 1-3 サクセスフル・エイジングとは　022

② サクセスフル・エイジングに向けて　027

- 2-1 生活習慣の影響　027
- 2-2 それぞれの生活習慣について　029
- 2-3 生活習慣改善と健康　073

第3章 健康行動の重要性　087

① 健康行動の理論
〜マルチレベル・アプローチをもとに〜　088

- 1-1 健康行動を促進するためのセッティング (環境・場) と働きかけのレベル　088
- 1-2 健康行動理論 (Health Behavior Theory) の基礎　091
- 1-3 個人レベルの健康行動理論について　092

| 1-4 | 健康サポートの働きかけのレベルとセッティング
　　　　〜身体活動支援を例に〜 ·· 116
| 1-5 | 健康行動の階層的構造 ·· 118

② 社会参加とソーシャルサポート ·· 120

| 2-1 | 社会参加の重要性 ·· 120
| 2-2 | ソーシャルネットワークとソーシャルサポート ············ 122

③ コミュニティレベル
〜マルチレベル・アプローチの中でのコミュニティ〜 ········ 126

④ 健康行動促進のための実践モデル ·· 130

| 4-1 | プリシード・プロシードモデル ·· 130
| 4-2 | RE-AIM ·· 130

第4章 コミュニティと健康　　　135

① ヘルスプロモーションにおける
コミュニティづくりの理論 ·· 136

| 1-1 | コミュニティ概論 ·· 136
| 1-2 | ソーシャル・キャピタルと健康 ·· 143
| 1-3 | コミュニティ・オーガニゼーション理論 ············ 149
| 1-4 | 日本の地域保健における
　　　　コミュニティ・オーガニゼーション ·· 159

② 身近にあるセッティングを コミュニティへ……167

|2-1| セッティングとコミュニティ……167
|2-2| 「ルール」「ロール」「ツール」による分析……171
|2-3| 健康サポーターに求められる
    コミュニティづくりの「ロール」……174
|2-4| メンバーの「ロール」を引き出す……178

③ サクセスフル・エイジングを実現する コミュニティづくりのアイデア……180

|3-1| コミュニティの「憲章」を考える……180
|3-2| 「憲章」を実現するための
    より具体的な「ルール」を考える……182
|3-3| 資源を把握してお互いの「ロール」を
    認識してもらう……186
|3-4| 新しい「居場所」をつくる……189

| column | 1 | 座位行動 (Sedentary behavior)
    〜テレビの見過ぎはやっぱりよくない〜……039 |
| | 2 | **Eating triggers**を理解する
    〜どんな時に食べ過ぎてしまうか〜……050 |
	3	食品買い方の工夫 〜フードラベルを活用する〜……051
	4	睡眠時無呼吸症候群について……065
	5	ロコモとメタボ　メタボ対策はロコモ対策点……?……082
	6	コミュニティ・オーガニゼーションモデルの発展……155
	7	コミュニティ・ツールボックス……166

note	1	栄養素密度 (Nutrient Density)、 エネルギー密度 (Energy Density) を考える 053
	2	更年期障害について 077
	3	ロコモティブシンドローム (運動器不安定症・骨粗鬆症) 080
	4	さらに効果的な動機付けのために 〜自己効力感と Locus of Control 〜 097
	5	モチベーションにつながる「コントロール感」 ……心理学にもう一歩踏み込んで 110

付録 具体的な支援に向けて　197

健康サポートチャート 198

健康サポートワークシート 202

メタボ研究の例 225

集合住宅における
健康サポートサービスの例 228

おわりに 230

主要索引 233

第1章

日本の健康の現況

現在の日本の健康に関わる状況を概要し、より充実した生活を送るためには、個人の努力だけでなく、周囲のサポート、環境面の整備が必要となることを述べる。また、「健康」とは単に「病気でない」状態だけではなく、加齢についても「サクセスフル・エイジング」の視点でとらえる。

高齢長寿大国　日本

1-1 超高齢社会を迎えた日本

　日本は世界でも有数の長寿国であり、その平均寿命は年々延伸している。1947年には、男性50.06歳、女性53.96歳であったのが、2012年簡易生命表においては男性79.94歳、女性86.41歳となり、男女ともに過去最長の平均寿命となっている。これらの平均寿命の延びを死因別に分析した場合、「悪性新生物、心疾患、脳血管疾患及び肺炎などが平均寿命を延ばす方向に働いている」（人口動態・保健統計課，2010）とされている。
　このように医学の進歩などによって平均寿命は延伸し、日本人は戦後まもなくと比べると30年ほど長く生きられるようになっている。しかし、その一方で、少子高齢化や医療費の高騰などの問題点も出現している。
　日本の総人口1億2,751万人のうち、65歳以上の高齢人口は約2,900万人で、総人口における高齢人口の割合は22.7%となり、日本は超高齢社会となっている（厚生労働省，2010）。
　今後もこの超高齢化が進んでいくことが考えられる現代日本においては、単に長く生きることだけではなく、健康で長く生きるにはどうしたらよいのかが着目されている。

1-2 健康寿命とは

　健康で長く生きること、を考えるときに、重要な概念として「健康寿命」がある。健康寿命とは、世界保健機関（World Health Organization: WHO）が2000年に提唱した概念で、『健康で障害がなく、支援や介護を

必要とせずに自立した毎日を送ることができる期間』のことである。2010 年の WHO 保健レポートでは、日本人の健康寿命は男性 73 歳、女性 78 歳であり、全体で 76 歳となっており、世界第一位である（図表 1-1）。

　2012 年厚生労働省から健康寿命が各県別に発表された。全国年次推移として、"日常生活に制限のない期間の平均（年）（図表 1-2）"と、"自分が健康であると自覚している期間の平均（年）（図表 1-3）"を示す。平均寿命と健康寿命の差は、男女ともに 6 年以上ある。年次推移をみると、平均寿命も延びてはいるが、制限のある期間も伸びている。これからは、要介護年数となるこの期間をもっと短くし、寿命＝健康寿命に近づけることが重要である（図表 1-4）。終末低下型の老化により、人々はより充実した生活を送りながら人生を過ごすことができる。そして仕事や子育てなどが一段落してからのセカンドライフをより充実してアク

図表1-1　トップ3および主要国の健康寿命

順位	国名	男女平均（歳）	男性（歳）	女性（歳）
1	日本	76	73	78
2	スイス	75	73	76
3	イタリア	74	73	76
3	アイスランド	74	73	75
3	オーストラリア	74	72	75
3	スウェーデン	74	72	75
3	スペイン	74	71	76
8	フランス	73	71	76
8	ドイツ	73	71	75
18	イギリス	72	71	73
24	韓国	71	68	74
26	アメリカ	70	68	72
39	中国	66	65	68

出所：2010 年 WHO 資料　http://www.jinji.go.jp/shougai-so-go-joho/bring/kenko.html
　　　（最終アクセス 2014 年 8 月 8 日）

図表1-2　健康寿命：日常生活に制限のない期間の平均（全国の年次推移）

平成年	男性			女性		
	日常生活に制限のない期間の平均（年）	日常生活に制限のある期間の平均（年）	平均寿命（年）	日常生活に制限のない期間の平均（年）	日常生活に制限のある期間の平均（年）	平均寿命（年）
13	69.4	8.7	78.1	72.7	12.3	84.9
16	69.5	9.2	78.6	72.7	12.9	85.6
19	70.3	8.9	79.2	73.4	12.6	86.0
22	70.4	9.2	79.6	73.6	12.8	86.4

出所：平成24年度厚生労働科学研究費補助金「健康寿命における将来予測と生活習慣病対策の費用対効果に関する研究班」報告書

図表1-3　健康寿命：自分が健康であると自覚している期間の平均（全国の年次推移）

平成年	男性			女性		
	自分が健康であると自覚している期間の平均（年）	自分が健康であると自覚していない期間の平均（年）	平均寿命（年）	自分が健康であると自覚している期間の平均（年）	自分が健康であると自覚していない期間の平均（年）	平均寿命（年）
13	69.6	8.5	78.1	72.9	12.0	84.9
16	69.8	8.9	78.6	73.4	12.2	85.6
19	69.4	9.8	79.2	72.7	13.3	86.0
22	69.9	9.7	79.6	73.3	13.1	86.4

出所：平成24年度厚生労働科学研究費補助金「健康寿命における将来予測と生活習慣病対策の費用対効果に関する研究班」報告書

ティブに過ごすことができるようにしていくことが、現代社会においては大きなテーマとなっている。

　また、その一方で、高齢人口が増えることが、医療費の高騰や社会の停滞につながっているという意見もある。しかし、「身体障害と健康状態の悪化（高齢化に伴うことが多い）が、むしろコストを引き上げているのである。人々が健康なまま歳をとれば、医療費が高齢化に合わせて急増することはないかもしれない」((WHO, 2007) p.21) とあるように、単に高齢であることが医療の高騰に直結するわけではないと考えられ

| 図表1-4 | 理想の老化モデル |

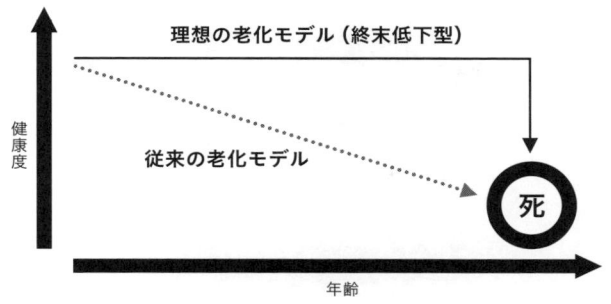

高齢になるにつれて健康度が低下し、要介護状態になるのではなく、健康的に老いていくこと、PPK（ピンピンコロリ）が理想。

る。高齢であっても、自立して生活ができ、健康に過ごすことができれば、過剰な医療費がかかることなく過ごせることになる。このような観点からも、人が健康で長く生きることが重要となってくるのである。

図表1-5は、妻の年齢をベースとして、夫婦の生活の姿がどのように変化しているかを示したものである。どの世代においても、末子の結婚までの流れは大差はないが、1924年生まれでは、末子結婚～夫の死亡までの夫婦二人の時間が10年程度であるのに対し、1947年生まれでは夫婦二人の時間が15年程度、1972年生まれでは20年程度と、夫婦二人で過ごす時間が長く、子育てが終わってからの時間が長くなっている。このような時期をどのように過ごしていくかを考えることは重要である。

例えば、子どもが成長し自立してしまうと、親としての子育ての役割などがなくなることで、無気力的になってしまったり、意欲がなくなってしまうこともある（「空の巣症候群」と呼ばれる）。一方、子育ての役割が終わったことで、個人としての社会関係を広げ、新しい役割を獲得し、積極的な社会参加や充実した毎日を過ごすことができるようになったりもする。

このように、子育てが終了した時期は、重要な時期の一つであると考えられ、こうした時期をアクティブに過ごすためにも健康寿命が重要となる。

図表1-5　夫婦の平均的な生涯の姿の変遷（妻の年齢で比較）

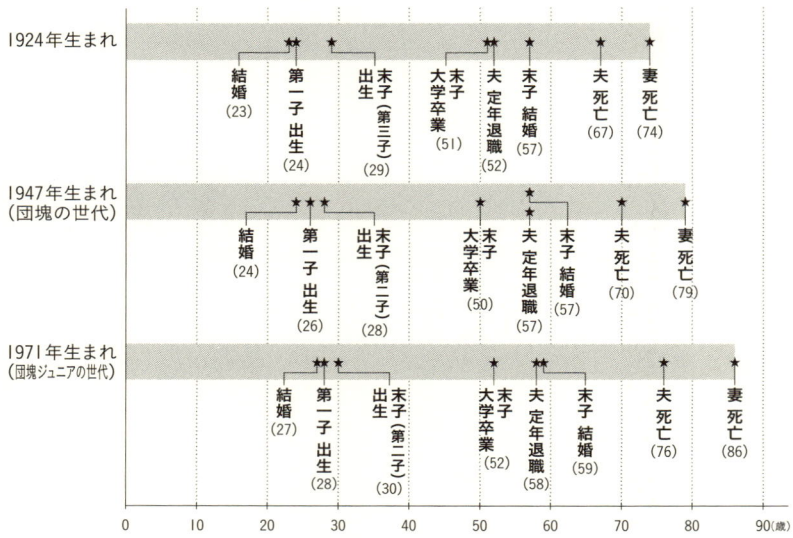

出所：厚生労働省大臣官房統計情報部「人口動態調査」「簡易生命表」、国立社会保障・人口問題研究所「将来人口推計」
　　　「第11回出生動向基本調査」から政策統括官付政策評価官室作成
　　　http://www.mhlw.go.jp/wp/hakusyo/kousei/03/dl/data.pdf（最終アクセス 2014 年 8 月 8 日）
注：　1．このモデルは、団塊の世代である 1947 年に出生した世代およびその親およびその子にあたる世代について、一
　　　　定の仮定をおいて設定したものである。
　　　2．寿命は、30 歳当時の平均余命から算出している。
　　　3．定年年齢については 1924 年生まれのモデルについては 55 歳、1947 年および 1971 年生まれのモデルについ
　　　　ては 60 歳としている。

 # 現在の日本の医療費

　では実際に、日本の医療費はどうなっているのか。
　厚生労働省が 2010 年 11 月に発表した「平成 20 年度国民医療費の概況について」によると、2008 年度の国民医療費は 34 兆 8,084 億円であり、前年度に比べると 2.0%（6,725 億円）の増加となっている。図表 1-6 を見てもわかるように、国民医療費は年々増加しており、国民所得に対する比率も増加している。
　年々増加していく医療費に対して、どのような対策をすることで、コスト削減することができるだろうか。
　まずは医療を受ける人を減らす必要がある。そのためには人々がより元気に健康に過ごしていかなければならない。特に高齢になるほど脆弱性が増すこともあり、中高年をターゲットとして健康増進のための対策を行うことが有効である。慢性疾患の予防や、身体の機能低下を防ぐよ

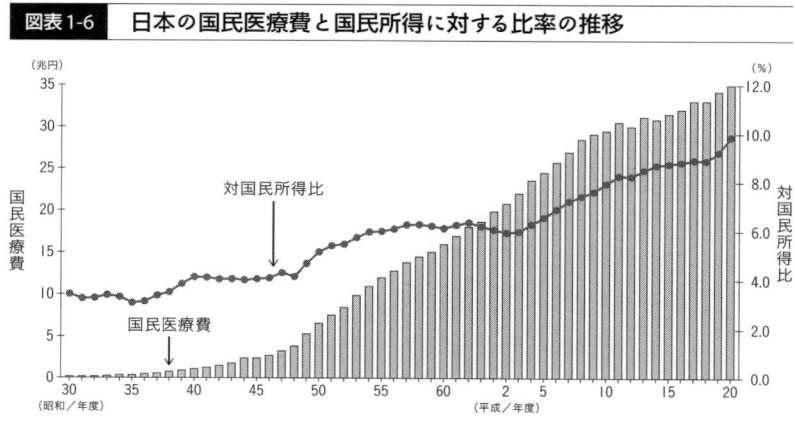

図表1-6　日本の国民医療費と国民所得に対する比率の推移

出所：http://www.mhlw.go.jp/toukei/saikin/hw/k-iryohi/08/kekka1.html（最終アクセス 2014 年 8 月 8 日）
国民医療費も、国民所得に対する比率も年々増加している。

うな施策や健康プログラムを行うことで、高齢となってもより自立して長生きすることができ、その結果、医療費の削減につながると考えられる。例えば、モミジなどの葉っぱを料理の"つまもの"として販売する「葉っぱビジネスのまち」として知られる徳島県上勝町は、65歳以上の高齢者が1,866人中920人（49.3％）の「超」高齢化自治体である（2013年3月時点）。しかし、高齢者の多くは「株式会社いろどり」の葉っぱビジネスに「ビジネスマン」として参加しており、年間1,000万円を稼ぎ出す人もいるという。「忙しくて病院に行く暇がない」と言うほど生き生きと仕事を楽しむ高齢者が多いためか、上勝町の1人当たり老人医療費は年々減少し、2005年は県内の市町村の中で最低となり、2007年からは町営の老人ホームも不要となり、廃止された（横石, 2007；横石, 2009）。また、長野県は、2010年の平均寿命が男女ともに1位で、かつ医療費も低い「健康長寿」の県と言われているが、その特徴の一つとして、高齢者の就業率が全国と比較して高いことが挙げられている。例えば2010年の国勢調査の結果では、長野県の高齢者就業率は27.8％であり、全国1位である。

　このように単に高齢化だけが問題なのではなく、医療費削減のためには、効果的な対策を検討することが必要となる。U. S. Centers for Disease Control (1999) の発表では、適度な運動を促進するような施策に1ドル投資することで、3.2ドルの医療費が削減につながるということが試算されており、病気の治療をするよりも予防の対策をする方がコストがかからないことが多いと指摘されている（WHO, 2002）。また、経済協力開発機構（OECD）のデータでは、医療費急増の主な原因は、高齢化とは無関係であり、非効率なケア、病院の過剰建設、長期入院を助長する支払い制度、医学的介入の多用、費用のかかる技術の不適切な使用が主要因とされている（WHO, 2002）。もちろん、これらは海外のデータであり、日本では状況が異なる部分もあるが、いずれにしても単に高齢者が増えることだけが医療費の高騰にいたるのではなく、他の様々な要因が影響していると考えられる。

　高齢者が活動的に行動すれば、精神面でもよい効果が期待でき、人と

の交流の範囲も広がることが想定できる。つまり活動的になることによって、高齢者が自立性を長期間保つことにもつながる。そのため、高齢者が身体活動をすることで、疾病が予防され、医療費の削減につながるという関係が考えられる。そして、活動的な高齢者の医療費は、そうでない高齢者より大幅に少ないと言われている（WHO, 1998）。

健康状態と必要な働きかけについて健康リスク修正の重要性を図表1-7に示した。ある集団（たとえば職域、学校、地域など）全体の健康管理（population health）を考えるときに重要な考え方である。一般の集団で考えると、大半の人は現状健康（疾病がなく、疾病リスクもない）であり、健康な人々は健康のままにとどめておき、疾病リスクがある人々には、疾病に移行しない、もしくは現状を維持し、さらには、健康に戻るような働きかけが重要である。医療費の大半は、図の「急性・慢性疾患を抱えている人」が占めるため、そこに対する疾病管理をするとともに、将来的に移行する可能性の高い「リスクがある人」「健康な人」に対して、健康な人は健康なまま、リスクの高い人はリスクを下げるようにマネジメントをすることも合わせて重要である。

人数分布としては、通常図に示したように、健康な人の割合が多く、三角形の土台をなしているが、ほとんどの医療費は三角形の頂点に位置

図表1-7　健康リスク修正の重要性

急性・慢性疾患を抱えている人が医療費の大半を占める

介入がなければ医療費のかかる人が増加

急性・慢性疾患を抱えている人
リスクがある人
健康な人

介入方法

健康になる　病気とともに生きる
▶ 疾病管理
▶ 電話相談
▶ 動機づけ

健康を維持する
▶ 健康情報
▶ 健康評価
▶ ウェルネスプログラム

出所：Health Risk Assessments: FromParticipation to Payoffs in Risk Reduction and Health Outcomes. Healthcare Intelligencee Netwrok（2007）より一部改変

する「急性・慢性疾患を抱えている人」から生ずることにも着目しておきたい。

　これらは、集団としての健康マネジメントであり、その集団の利益を最大限とするよう効率よく資源を配分する必要があり、個人が任意で享受する健康サポートとは視点が異なることになるが、いずれにしても、医療費急増を抑制する最も効果的な対策としては、人々が高齢になっても元気に健康で過ごすことができるような取り組みを行っていくことと考えられる。

　ある集団（例えば、会社、学校、ある地域）の中の、疾病管理の考え方では、この集団全体で、効率的に最大の利益を上げることを考える。その一方で、一人ひとりの個人の健康増進を考えると、一人ひとりのニーズや健康状態、環境などに合わせたサポートをしていくことも効果的である。つまり、一人ひとりにとって、最大限の効果が感じられるサポートを行うということである。疾病のない人に手のかからない（コストのかからない）サポートだけをするというより、サポートの質は違うけれども、すべての人達に満足のいくサポートを行うという方法を考えることが重要である。

 # 日本の健康施策

3-1 健康増進・疾病予防のアプローチの仕方
―ポピュレーションアプローチとハイリスクアプローチ―

　健康増進のアプローチの仕方については、大きく分けて、「ポピュレーションアプローチ」と「ハイリスクアプローチ」という考え方がある。
　そして、その集団における利益（影響力）を高められるよう、何の行動を推奨していくかは双方のバランスを考えたものとなる必要がある（竹中，2008）。

1 ハイリスクアプローチ

　ハイリスクアプローチとは、健康障害を起こす危険因子を持つ集団のうち、より高い危険度を有する者（ハイリスク者）に対して、その危険を低減させて、疾病の予防を図るものである（図表 1-8 ①）。
　健康診断などによってハイリスク者を見つけだすには、まず受診者の数を増やすことが重要となる。そして、ハイリスク者を保健指導などに導いていくこととなるが、それはさらに難しい課題になっている。また、参加者には予防行動を継続させる難しさもある。ハイリスクアプローチは合理的で経済的なアプローチに見えるが、実際には最後までたどり着く人の数が少ないアプローチであるとも考えられる。そのためハイリスク者への働きかけは、彼らの準備状況を見極めた上で、まずは健康診断を受ける人を増やすことを意図し、募集段階から幾つかのステップを想定した取り組みが必要となる。そして各取り組みに参加しやすくし、参加人数を増やすとともに、個別対応をうまく行っていく必要がある（竹中，2008）。

図表1-8　ハイリスクアプローチとポピュレーションアプローチ

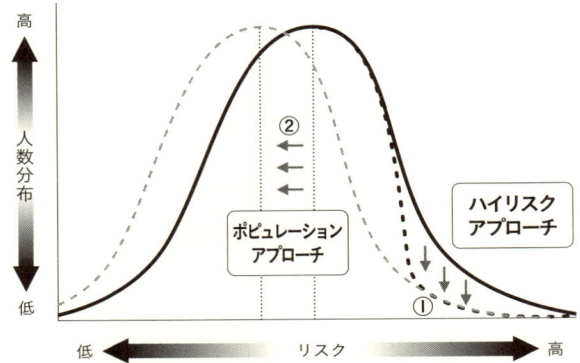

より高いリスクを有する者を選択して、リスク低減を測り、アウトカムの発症を防ぐ（ハイリスクアプローチ①）。
集団全体に働きかけることで分布の山を全体に左にシフトさせることで1人1人にとってはわずかではあるが全体のリスク低減を測り、全体のアウトカム発症を低減する（ポピュレーションアプローチ②）。

2　ポピュレーションアプローチ

　集団全体を危険の低い方向にシフトさせて、危険因子の程度を全体に下げる働きかけである（図表1-8②）。
　その地域や団体などを中心に働きかけを行うもので、戦略的判断が必要とされる。人々に推奨する健康行動の水準や内容を、その集団に最も適したものにすることによって、多くの人が実施する可能性を高めることができる。健康日本21では基本戦略として、この両者を適切に組み合わせて、対策を進めることを掲げている。

3-2　日本の健康施策：健康日本21

　健康日本21とは、厚生労働省が2000年度から実施している国民健康づくり運動であり、壮年期死亡の減少や健康寿命の延伸、生活の質の向上を実現することが目的となっている。これまで疾病予防の中心であ

った二次予防（健康診査等による早期発見・早期治療）、三次予防（疾病が発症した後、必要な治療を受け、機能の維持・回復を図ること）だけではなく、一次予防（生活習慣を改善して健康を増進し、生活習慣病等を予防すること）に重点を置いた対策を強力に推進している。

また、上記に加えて、健康づくりを支援するための環境を整備するとともに、生活習慣や生活習慣病（栄養・食生活、身体活動・運動、休養・心の健康、たばこ、アルコール、歯科、糖尿病、循環器病、がん）について、取り組むべき具体的な目標の設定とその成果の評価を行っている。

2013年4月からは、「国民の健康の増進の総合的な推進を図るための基本的な方針」が全面改正され、健康日本21（第2次）として適用されている。

鍵となる事項について以下に述べる。

1 健康増進法

2000年度からの健康日本21を中心とする健康づくり・疾病予防を推進するため、医療制度改革の一環として2002年3月の通常国会に健康増進法案が提出され、8月に公布された。健康増進法は、行政通知として出された健康日本21の法的基盤となるものである。また、「自分の健康状態を自覚し、健康増進に努めることは国民の責務であり、国、地方公共団体、企業などはその努力を支援する責務がある」とし、健康増進を国民、自治体、企業の一つの責任として記載している。そして、たばこを吸わない人が煙の害を受ける「受動喫煙の防止」を初めて法律に組み込んでいる。

2 特定健康診査・特定保健指導

2008年度から開始された特定健康診査・特定保健指導は、メタボリックシンドローム・内臓脂肪型肥満に着目し、その要因となっている生活習慣を改善するための保健指導を行うものである。対象者が自らの生

活習慣における課題を認識して行動変容と自己管理を行うとともに、健康的な生活を維持することができるようになることで、生活習慣病を予防することを目的としている。特定健康診査の結果に基づき、特定保健指導の対象者を選定し階層化することにより、特定保健指導を必要とする者の状態に見合った支援が行われている。特定保健指導の効果については、津下（2011）の「特定健康診査と特定保健指導（日内会誌）」によると、体重を4％減らすと代謝指標に臨床的意味のある改善を認めるなど、保健指導を受けた者には効果がでている。一方で、指導対象者は多くいる（2011年度速報値17.8％）ものの、実際に指導をうけるのは自由意思となるため、年々増加傾向にあるものの未だ実施率は低い（2011年度速報 特定保健指導実施率15.9％）。

③ すこやか生活習慣国民運動

2008年度からは、新たな国民運動として「すこやか生活習慣国民運動」が展開されている。これは、日常生活の中で「健やかな生活習慣」の爽快感を実感し、自ら行動変容を行うことにより生活習慣病を予防することを目的に、「適度な運動」「適切な食生活」「禁煙」の3つに焦点を絞り、産業界とも連携した新たな国民運動のことである。「健康日本21」からさらに進めて、より"国民一人ひとりに到達するメッセージ"を発信し、自分のこととして、行動変容にいたらせるような仕組みづくりに取り組んでいる。

④ Smart Life Project

「すこやか生活習慣国民運動」をさらに普及、発展させるため、2011年から「Smart Life Project」が開始された。これは、プロジェクトの趣旨に賛同する企業・団体と連携し展開するもので、社員や職員の健康意識向上につながる啓発活動、企業活動を通じ、より多くの人々への健康づくりの意識の高揚、行動変容への働きかけを行うものであり、国民の

生活習慣の改善、健康寿命を延ばすことを目的としている。Smart Life Project では、生活習慣病を予防し、健やかな生活を送るための具体的なアクションを「運動」「食生活」「禁煙」の3分野について呼びかけを行っている。

[5] 健康日本 21（第 2 次）

健康日本 21 の第 2 次として、2013 年から 2022 年度までのプランが策定された。少子高齢化や疾病構造の変化が進む中で、図表 1-9 に示したように、①健康寿命の延伸と健康格差の縮小、②生活習慣病の発症予

図表 1-9　健康日本 21（第 2 次）の概念図

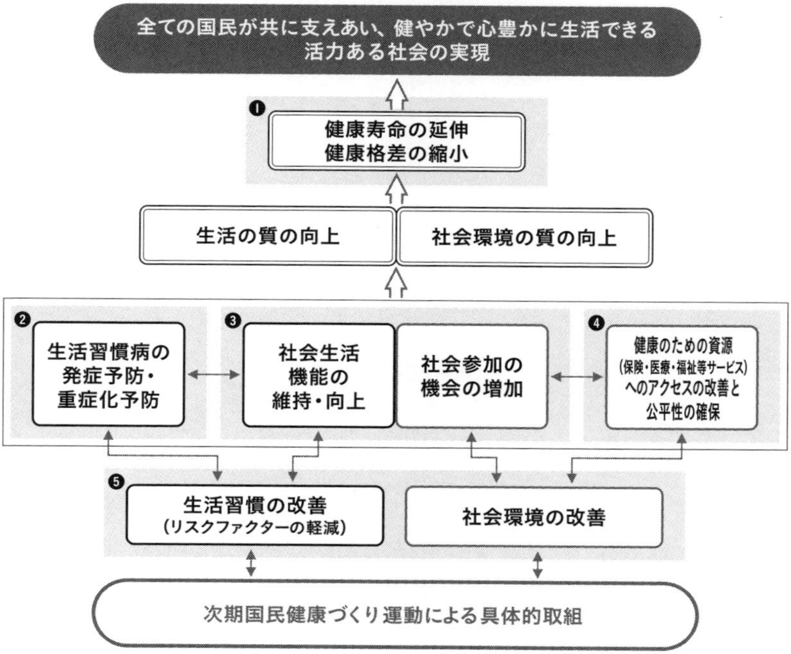

全ての国民が共に支えあい、健やかで心豊かに生活できる活力ある社会の実現

❶ 健康寿命の延伸 健康格差の縮小

生活の質の向上　　社会環境の質の向上

❷ 生活習慣病の発症予防・重症化予防
❸ 社会生活機能の維持・向上
　社会参加の機会の増加
❹ 健康のための資源（保険・医療・福祉等サービス）へのアクセスの改善と公平性の確保

❺ 生活習慣の改善（リスクファクターの軽減）
　社会環境の改善

次期国民健康づくり運動による具体的取組

出所：http://www.mhlw.go.jp/bunya/kenkou/kenkounippon21.html（最終アクセス 2014 年 8 月 8 日）より一部改変

防と重症化予防の徹底、③社会生活を営むために必要な機能の維持及び向上、④健康を支え、守るための社会環境の整備、⑤栄養・食生活、身体活動・運動、休養、喫煙、飲酒及び歯・口腔の健康に関する生活習慣及び社会環境の改善を基本方針に掲げている。

　具体的な目標として、健康寿命の延伸及び健康格差の縮小の実現に向けて、生活習慣病の発症予防や重症化予防を図るとともに、社会生活を営むために必要な機能の維持・向上を目指し、これらの目標達成のために、生活習慣の改善及び社会環境の整備に取り組むことがあげられている。健康を支え、守るための社会環境の整備に関する目標として、地域のつながり強化（居住地域でお互いに助け合っていると思う国民の割合の増加）も具体的に挙げられており、周囲との絆を評価指標に加えている点は、特に新しいポイントである。

第 1 章　引用文献

- Healthcare Intelligence Network. (2007). Health Risk Assessments: From Participation to Payoffs in Risk Reduction and Health Outcomes.
- WHO. (1998). *Growing Older. Staying Well. Ageing and Physical Activity in Everyday Life*. Prepared by Heikkinen RL. Geneva: World Health Organization.
- WHO. (2002). *ACTIVE AGEING: A POLICY FRAMEWORK*. Second United Nations World Assembly on Ageing,Madrid, Spain: World Health Organization.
- WHO．(2007)．WHO「アクティブ・エイジング」の提唱：萌文社．
- 厚生労働省．(2003)．厚生労働白書（平成 15 年度版）：ぎょうせい．
- 厚生労働省．(2010)．厚生労働白書（平成 21 年度版）：ぎょうせい．
- 人口動態・保健統計課，厚生労働省．(2010)．平成 21 年簡易生命表の概況について．
- 竹中晃二．(2008)．行動変容　健康行動の開始・継続を促すしかけづくり：財団法人　健康・体力づくり事業財団．
- 津下一代．(2011)．特定健康診査と特定保健指導．日本内科学雑誌，100（4），903-910．
- 横石知二．(2007)．『そうだ、葉っぱを売ろう！過疎の町、どん底からの再生』：ソフトバンククリエイティブ．
- 横石知二．(2009)．生涯現役社会のつくり方：ソフトバンク新書．

第2章

健康と生活習慣

健康の基本概念をとらえ、年齢を重ねることはデメリットではない、むしろメリットであることを伝える。健康な身体を維持する対策には、望ましい生活習慣を送ること、ということで、身体活動・食事・ストレス対策を中心に、望ましい生活習慣について、エビデンスをふまえ、解説する。

健康に関する基本概念

1-1 健康とは

　人が生きていく上で、健康であることは重要であるが、では「健康」とはどのような状態を示しているのだろうか。単に「病気がない状態」だけが「健康」なのではなく、人々が長い人生を有意義に生きていくことを健康の要素の一つとしてとらえていく必要がある。

　WHO憲章では、健康とは「完全な肉体的、精神的及び社会的福祉の状態であり、単に疾病又は病弱の存在しないことではない（…not merely the absence of disease, but physical, psychological and social well-being)」と定義している。つまり健康とは、病気がない状態だけではなく、心身ともによい状態であることが必要である。また、心身に病気があったとしても、病気とうまく付き合ったり、仕事や趣味が充実することで社会参加ができ、生きがいを持てるなど、社会的によい状態を目指すことも重要となる。現代の超高齢社会においては、単に病気や虚弱との対比ではなく、心身・社会的にも完全に良好である「健康」が特に必要となっている。

1-2 QOL (Quality of Life 生活の質) とは

　QOLとは、生活の質と呼ばれるもので、生きがい感や幸福感を持って生活ができることや、生活に対する満足感をとらえていることが多い。――本書においては、QOLが高い状態とは、病気の有無に関わらず、「現在の状態からさらによい状態を目指して、楽しく、生きがいを持って充実して生活を送ること」とした。

専門家が個人の健康サポートを考えるときには、単に「病気がない状態」を目標とすべきではなく、すべての人に対し、QOL向上を目指すことが健康サポートの共通の目的となる。その中で、疾病リスクのある人（ハイリスク層）については、QOL向上に加えて、疾病のリスクを減らすような生活習慣の改善が必要となり、すでに疾病のある人（患者）については、さらに、疾病への配慮が必要となる（図表2-1）。

　例えば、現在は特に病気もなく元気に生活することができる人でも、疾病のリスクになりうる生活習慣のある人については、それに気づき修正してもらうことが必要である（図の②）。生活習慣上も特に問題のない場合でも、趣味や余暇を楽しむことで生活の充実感をさらにあげることがQOL向上につながる（図の①、これはすべての人に共通するものでもある）。一方、疾病がある人には、疾病独自の配慮が必要（図の③）で、医療の領域で行う治療の部分だけでなく、痛みを軽減すること、服薬の副作用を少なくして快適に過ごすことができること、あるいは、他の病気にかからないように生活習慣を整えること（図の②）、たとえ体を動かすことに制限があっても趣味などを楽しめること（図の①）などによってQOL向上を考えることが重要である。

──　この場合、資源の投入方法、割合は健康サポートの枠組みにより異なる。すなわち、個人から対価を徴収し、それゆえ個人のQOLアップが目的となる場合では、各個人がQOLアップにつながる満足感が得られるサポートであることが重要である。一方、行政サービスや、疾病管理（disease management）のように、ある集団全

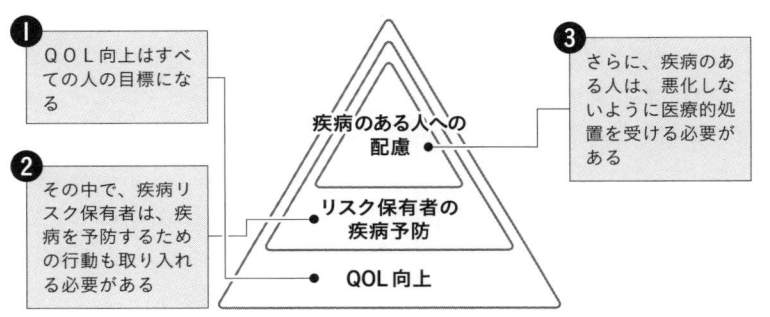

図表2-1　状態の異なる個々の人への健康サポートの考え方

体でのQOLアップが目的となる場合では、ハイリスクの人を抽出して、手厚いサポートを行い、集団全体には、ポピュレーションアプローチとして、広く浅いサポートあるいは情報提供を行う、といった効率を考えた工夫が必要となる（p.11〜12参照）。

よって、QOLは健康の先のみにあるのではなく、たとえ疾病があったとしても人間としての自尊心や充実感を保ち、生きがいをもって生活できるようになることと考えられる。

1-3　サクセスフル・エイジングとは

サクセスフル・エイジングとは米国の老年医学者ジョン・ロー（John Rowe）と社会科学者ロバート・カーン（Robert Kahn）が提唱した概念で、次の3つの重要な要素を維持できている"加齢"のことをいう。すなわち、①病気のリスクも病気に関連する障害のリスクも低く、②心身の機能が高く、③社会的・生産的な活動が維持されている（積極的に社会に関わっている）の3要素である（Roweら，1987）。

——近年、「アンチエイジング」が医療や美容の分野でも着目されている。アンチエイジング学会では、アンチエイジング医学を「元気で長寿を享受することを目指す理論的・実践的科学である」と定義している。すなわち本来、"アンチエイジング"はサクセスフルエイジングと重なる部分が多いことが理解できる。ただし、"アンチエイジング"という言葉は、加齢に抗するもの、といった印象が持たれることが多く、また、医療や美容領域で、"アンチエイジング"を謳ったものの中には、"若く保つための…"という手法を強調するものもあるため、本書においては、前向きにエイジングをとらえる、という意味で、"サクセスフル・エイジング"の概念を特に取り入れた。

サクセスフル・エイジングは、身体的、精神的、社会的な機能をできるだけ維持しながらも、加齢を受け入れながら社会生活にうまく適応して、豊かな老後を迎えることにつながっている。サクセスフル・エイジングの3要素には、一種の階層構造がある。すなわち、病気や障害がなければ、心身の機能は維持しやすくなる。そして、心身の機能が維持できていれば、積極的に社会と関わることもできる。人間は加齢とともに心身機能が変化するものであるが、年齢を重ねても心身機能を保持し、病気や障害の原因となるような危険因子を少なくして生活をすることは

可能である。これまで「年なんだから仕方がない」とあきらめていた心身機能の低下の多くは、実は、生物学的な加齢に伴う必然的なものではなく、加齢に伴う生活習慣の変化が大きく影響している。よって、生活習慣を望ましいスタイルに変えることにより、心身機能の低下を予防したり、遅らせることができることがわかってきている。

例えば、図表2-2は、運動・身体活動に関連した加齢に伴う身体機能の変化を示したものである。このような加齢に伴う身体機能の減退は、従来加齢に伴う必然的変化と考えられていたが、多くは運動を行わないことによる変化であることがわかってきた。つまり、年齢を重ねても、あるいは若いうちから、運動を行うことで、このような身体機能の減退を遅らすことができるのである。

図表2-2　運動・身体活動に関連した加齢に伴う身体機能の変化

- 有酸素能力の低下（10年で10％減）
- 肺機能の低下
- 体脂肪率の増加
- 筋力の低下
- 筋肉量の減少
- 骨量の減少
- 筋繊維の大きさと数の減少
- 最大心拍出量の低下
- 動作時間と反応時間の低下
- 耐糖能低下
- 柔軟性低下

出所：ACSM's guidelines for exercise testing and prescription, 8th ed.2009 より作成

図表2-2にまとめたように、加齢とともに心肺機能が低下し、有酸素能力は10年で10％前後低下する。しかしながら、定期的に有酸素運動を続けているものではこの低下が少なく、また、有酸素トレーニングを行うことで、最大酸素摂取量の増大を認めることも実証されている（McArdleら，2014）。

筋肉量・筋力も加齢とともに減少する。一般に、筋力は60－70歳代では、10年で約15％低下、それ以降では10年で約30％低下する（Chodzko-Zajkoら，2009）。それに伴い歩行速度の低下など種々の身体機能が低下する。

一方、高齢者であっても、適切な負荷がかかる筋力トレーニングを行えば、筋力・筋量増加は期待できる。ハリッジら（Harridgeら，1999）の研究では、85歳以上の高齢者を対象にレジスタンス・トレーニングの骨格筋への効果を検討し、プログラム終了後に最大膝伸展筋力の向上や大腿部の筋横断面積の増大を実証している。この研究では、85－97歳の高齢者11名が80%1RM（repetition maximum）の強度で8回反復するプログラムを1回45分、週3日、12週間行っている。実際に高齢者の筋力・筋量アップを示した貴重な研究であるが、筋力や筋量の増大を期待するためにはかなりの量を行う必要があるともいえる。有酸素能力の指標となる最大酸素摂取量についても同様のことがいえ、一般的に日常生活の中で行える範囲で考えると、身体機能を増大することは容易ではなく、高齢者の運動トレーニングは、"身体機能の減退を遅らす"という位置づけである。

　また、身体活動だけに限らず、バルテス（Baltes, 1997）は「補償を伴う選択的最適化理論（selective optimization with compensation）」として、人は機能の低下を補う新たな方法や手段を獲得することで、高齢となっても適応して発達することができることを述べている。すなわち、加齢により心身機能が低下したとしても、若い頃と同じではない新しい目標を持ったり、目標を絞り込んだりすること（selection）、利用できる資源を活かした最適な方略をとること（optimization）、これまでは利用していなかったものやプロセスによって喪失を補償すること（compensation）などを活用し適応していくというものである。このように、若いころとは異なる方法で物事に対処したり、目的を持つことなどによって、年齢を重ねた経験を活かすことも、サクセスフル・エイジングの一つであるといえる。そしてまた、サクセスフル・エイジングを達成できることが、その人自身のQOL向上にもつながるものと考えられる。

　例えば、ピアニストのアルトゥール・ルービンシュタイン（Arthur Rubinstein）は、80歳という高齢であっても、素晴らしい演奏をしていた。テレビのインタビューで、どのようにして優れたピアノ演奏を維

持できるのかと質問され、彼はこう言ったという。まず第一に、彼は演奏する曲目を減らした（選択）。第二に、それらの曲目の練習する時間を増やした（最適化）。そして第三に、彼の速弾きの技術は年齢とともに衰えていたのだが（喪失）、速弾きのパートの前はゆっくり弾くことで、その後の速弾きのパートが弾けているようにみせた（補償）。このルービンシュタインの行った方略は、加齢に伴う喪失に対しての、補償を伴う選択的最適化であると考えることができる（Baltes, 1997）。

　私たちの日常生活においても、加齢に伴う様々な身体・認知的機能の喪失を経験することがある。例えば記憶力が低下して物忘れが多くなったとしても、「物忘れが多くなった自分」を認識し、メモ帳を常備し、忘れそうなことはメモを取っておいて、日常生活に支障がないようにすることなどで、時には若い時よりも確実に物事を遂行することもできる。いわゆる「年の功」を活用したりして、高齢となっても、成果を維持することもできるのである。

　また、高齢となってもアクティブであることを社会がより肯定的にとらえていくことも重要となる。実際、加齢についての社会的イメージは、図表2-3のように変わりつつある。

　アクティブ・エイジングという用語があるが、これは2002年に

図表2-3　加齢に対するイメージの変化

枯齢		華齢
● ハンディキャップ値 ● 老いる (get old) ● 老齢化社会 ● 非生産人口 ● 受容者、従属 ● 停滞期・退行期、非可変 ● 発達後に老化：先細り型	サクセスフル・エイジング アクティブ・エイジング	● 経験値・到達値・蓄積値 ● 成長する (glow old) ● 成熟化社会、好齢化社会 ● 多様な生産人口 ● 提供者・受容者、独立 ● 熟達期、可変 ● 段階的に成熟化：末広がり型

エイジング（加齢）に対するパラダイムシフト

出所：「アクティブエイジング全国調査2009」報告書　財団法人健康・体力づくり事業財団
健康・体力づくり事業財団（2010）P.80より一部改変

WHOが第2回国際連合高齢者問題世界会議に提出した「アクティブ・エイジング―その政策的枠組み」に基づく概念である。

　アクティブ・エイジングとは、『人々が歳を重ねても生活の質が向上するように、健康、参加、安全の機会を最適化するプロセス』であると定義されている（WHO, 2007）。アクティブ・エイジングは、社会的・経済的・文化的・精神的・市民的なことへの継続的な参加を意味しており、たとえ病気や障害があったとしても、このような参加をしていくことは可能である。そして、参加によって、健康寿命を延ばし、すべての人々が高齢になってもQOLを向上していけることがアクティブ・エイジングの目的となっている。

　アクティブ・エイジングの枠組みにおいては、身体的な健康状態を改善する政策・プログラムだけでなく、精神的健康や社会的つながりを促進する政策・プログラムも重要であるととらえられている（WHO, 2007）。

② サクセスフル・エイジングに向けて

2-1 生活習慣の影響

　サクセスフル・エイジングを目指しQOL向上させるためには、その基盤として、まずは心身の健康状態を良好に保つことも重要である。人は加齢によって脆弱になり、病気となりやすいが、生活習慣を望ましい状態に改善させることで、そのリスクが減少する。

1 生活習慣病

　日本人の死因となる3大疾患（がん、心臓病、脳卒中）は、日本人の死亡総数の6割以上をしめている。当初、このような疾患は成人病といわれ、加齢とともに中年期以降にかかりやすい病気として、早期発見・早期治療に焦点があてられた。しかし、昨今では、こうした疾患の低年齢化が進んだことや、これらの疾病の発症進行には、生活習慣が特に深く関わっていることが明らかになっている。そして図表2-4に示したように、心臓病、脳卒中の危険因子となる状態として、糖尿病、高血圧症、脂質代謝異常や肥満も位置づけられ、これらの疾患群も含め、より早期に、その根源にある"生活習慣"を改善し、疾病を予防することに焦点をあてるため"生活習慣病"という疾患概念が取り入れられた。生活習慣病は『食習慣、運動習慣、休養、喫煙、飲酒等の生活習慣が、その発症・進行に関与する疾患群』と定義されている（公衆衛生審議会の意見具申「生活に着目した疾病対策」（1996年12月））。
　生活習慣病の発症を予防するために、生活習慣の改善、具体的には、運動・身体活動、食事、飲酒・喫煙、休養を、より望ましいスタイルに

図表2-4　生活習慣病とは　〜慢性疾患の多くは、生活習慣病がもとになっている〜

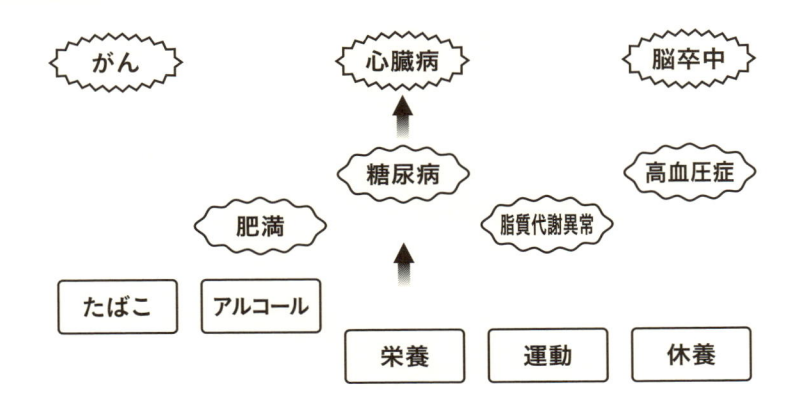

```
    がん        心臓病          脳卒中

              糖尿病          高血圧症
      肥満          脂質代謝異常

  たばこ  アルコール

              栄養    運動    休養
```

保ち、その生活習慣を維持していくことが重要である。

2　メタボリックシンドローム

　前述の高血圧、糖尿病、脂質代謝異常症といった生活習慣病は、それぞれが独立した病気ではなく、いずれも生活習慣が大きく影響し、特に肥満から引き起こされるため、症状は重複して生じてくることが多い。それぞれの疾患は重症でなくとも、重複して生じると、特に動脈硬化を促進し、さらには致命的な心筋梗塞や脳梗塞などを起こしやすいことがわかってきた。日本では、これらの疾患の重複発症の上流に内臓脂肪蓄積があると考え、図表2-5に示したように、"メタボリックシンドローム"の概念を提唱した。そして、2008年度から、メタボリックシンドロームに重きを置いた特定健康診査・特定保健指導が保険者に義務づけられている。

図表2-5　日本のメタボリックシンドローム診断基準

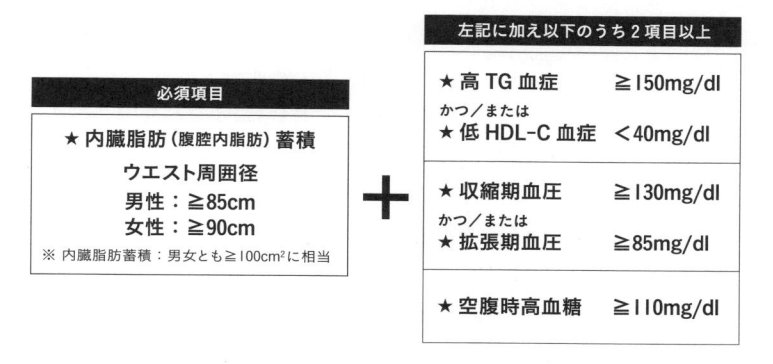

必須項目

★ 内臓脂肪（腹腔内脂肪）蓄積
ウエスト周囲径
男性：≧85cm
女性：≧90cm
※ 内臓脂肪蓄積：男女とも≧100cm² に相当

＋ 左記に加え以下のうち2項目以上

★ 高TG血症　　　≧150mg/dl
かつ／または
★ 低HDL-C血症　＜40mg/dl

★ 収縮期血圧　　≧130mg/dl
かつ／または
★ 拡張期血圧　　≧85mg/dl

★ 空腹時高血糖　≧110mg/dl

- CTスキャンなどで内臓脂肪量測定を行うことが望ましい。
- ウエスト径は立位、軽呼気時、臍レベルで測定する。脂肪蓄積が著明で臍が下方に偏位している場合は肋骨下縁と前上腸骨棘の中点の高さで測定する。
- メタボリックシンドロームと診断された場合、糖負荷試験が勧められるが、診断には必須ではない。
- 高TG血症、低HDL-C血症、高血圧、糖尿病に対する薬事治療を受けている場合は、それぞれの項目に含める。
- 糖尿病、高コレステロール血症の存在はメタボリックシンドロームの診断から除外されない。

出所：メタボリックシンドローム診断検討委員会、日本内科学会雑誌　2005；94：794-809 より一部改変

2-2　それぞれの生活習慣について

　疾病の発症・進行に深く関わる生活習慣として身体活動・食事・喫煙・飲酒・休養について概説する。

1 身体活動・運動・スポーツ

　健康増進や公衆衛生の領域では、身体を動かすことの健康への効果を論ずるとき、"身体活動（physical activity）"という言葉を用いることが多い。physical activity（身体活動（量））とは、キャスパーソンら（Caspersenら，1985）の定義によると、「骨格筋の収縮によって生じる身体の動作で、エネルギー消費量を増加させるもの全体」をいう。すなわち、労働を含

め、日常生活の中で営まれるすべての身体的な動きを伴う活動といえる。一方、「運動（exercise）」は、「体力の維持・向上を目的として、計画的・意図的に実施するもの」とされている。しかし、一般的に話題となるときには、"身体活動"と"運動"の区別が明確にされていないことが多い。よって本書でも、両者の区別なく"身体活動"と表現し、広義の運動、あるいは、身体活動全般の効果について言及する。

〈1〉身体活動・運動の効果と健康維持・疾病予防のための身体活動量の目安

日常生活における身体活動については、行動としての身体活動の4つのドメイン、すなわち、Active Recreation（活動的な余暇）、Active Transportation（移動）、Occupational activities（仕事での活動）、Household Activities（住まいにおける活動）の4種に分けて考えることができる（図表2-6）。

身体活動支援については、身体活動に関連したエコロジカルモデル（第3章参考）が、米国のサリス（Sallis. J. F）や豪州のオーエン（Owen N）らによって展開され、日本でも着目されている（Owen ら，2004；Sallis ら，2006）。

身体活動・運動の健康上の効果として、図表2-7に示したようなものが、多くの疫学研究の結果から認められている。

ではどれくらいの運動を行ったらこれらの効果が得られるのか。"量"の目安としては、図表2-8 ①に示したように、トータルの身体活動量として、1日中等度の強度（息がはずむ程度の速足歩きくらい）の身体活

図表2-6　4つの生活場面における身体活動

余暇時間の身体活動 (Active Recreation)	移動の身体活動 (Active Transport)	仕事の身体活動 (Occupational Activity)	家庭での身体活動 (Household Activities)
▶ リクリエーション・運動・スポーツ など	▶ 通勤・通学 ▶ 買い物に行く ▶ 子どもや親の送迎 など	▶ 荷物の運搬 など	▶ 掃除機をかける ▶ 洗濯物を干す など

図表2-7　日常的な身体活動の効果についての疫学的研究結果 〜成人（高齢者を含む）〜

エビデンスレベルの高いもの
- 疾病リスクの減少
  - 早期死亡、心疾患、脳卒中
  - 2型糖尿病、高血圧、脂質代謝異常、メタボリックシンドローム
  - 大腸がん、乳がん
- 体重増加の予防
- 体重減少（食事療法との併用で）
- 心肺フィットネス・筋フィットネスの改善
- 転倒予防
- うつ状態の改善
- 認知機能の改善（高齢者）

エビデンスレベルの中〜高のもの
- 身体機能上の健康の維持（高齢者）
- 腹部肥満の改善

エビデンスレベルの中等のもの
- 減量後の体重維持
- 股関節骨折リスクの低下
- 骨密度の増加
- 疾病リスクの低下
  - 肺がん、子宮内膜がん

出所：2008 Physical Activity Guidelines for Americans. Department of health & human services, USA より作成

動を、合計で30分、ほぼ毎日（週のうち5日、あるいは週150分くらい）というのが、疫学研究の結果から効果の認められる概算値として示されたものである（Pateら，1995）。量の目安自体は大きく変わりがないが、ここ10年ほどで研究がすすみ、より詳細を示した推奨がなされている（図表2-8②）（Haskellら，2007；Nelsonら，2007）。文末の数字はエビデンスレベルであり、判断の基準を枠内に示した。

　日本では、2006年に「健康づくりのための運動基準2006」及び「健康づくりのための運動指針2006（エクササイズガイド2006）」を策定、普及啓発に取り組んだ。そして、2013年3月には、その後の身体活動・運動に関する新たな科学的知見の蓄積を反映し、また、さらなる身体活動・運動の重要性の普及啓発推進のため、運動基準・運動指針を改定、「健康づくりのための身体活動基準2013」（図表2-9）および「健康づくりのための身体活動指針（アクティブガイド）」を策定した。アクティブガイドでは、"プラステン"、まずは今より10分多くからだを動かすことで、健康寿命が延ばせることを主要メッセージに普及啓発を目指している（図表2-10）。

図表2-8 健康維持・疾病予防のための身体活動量（PHYSICAL ACTIVITY）の目安

①
- 1日合計で30分以上
- 中等度の強度
- ほぼ毎日

出所：身体活動量と健康に関する推奨：1995年アメリカスポーツ医学会・アメリカ心臓病学会（Pateら（1995），本文参照）より作成

②

18－65歳の健常成人向け
- 活動的なライフスタイルが有効。⇨Ⅰ／A
- 中強度で1日30分・週5日以上ないしは、高強度で20分・週3日以上の有酸素運動を行う。⇨Ⅰ／A
  - 組み合わせでもいい。⇨Ⅱa／B
  - 1回10分以上にわけてもいい。⇨Ⅰ／B
- 日常生活に加えて行う。（身支度、皿洗い、ごみ捨て、駐車場までの歩行など）
- 筋力・筋持久力の維持・改善のために、大筋群を使った筋力トレーニングを週2回以上。⇨Ⅱa／A
- Physical activityと健康の関係には用量―反応関係があるので、更に多く行うことで更なる利益が得られる。⇨Ⅰ／A

高齢者や支障のある人向け
- 運動の強さは、自覚的強度で決める
- 1日10分以上週2日以上の柔軟運動を行う。⇨Ⅱb／B
- 転倒リスクの高い者では、バランスを維持改善するための運動を行う。⇨Ⅱa／A
- 運動に支障のある者では、状況に応じて効果的に安全に運動を行う。⇨Ⅱa／A
  - 推奨量までできなくても、できる範囲で行う
  - 少量でも、やらないよりはずっといい
- これらの運動を総合的に行うために、計画を立てて行う。リスク管理が重要。⇨Ⅱa／C

■ 推奨分類適応のまとめ
Ⅰ：エビデンスや一般的な合意が得られていて、有用かつ有効と考えられるもの
Ⅱ：有用性・有効性について、議論の余地のあるもの
　Ⅱa：かなりのエビデンスや意見は有用かつ有効性を示すもの
　Ⅱb：有用性・有効性はまだエビデンスや意見により十分確立されていないもの
Ⅲ：有用・有効でないことがエビデンスや一般的な合意を得ている

■ エビデンスのレベル
A：複数の無作為化比較試験により得られたデータに基づく
B：1件の無作為化比較試験ないし、非無作為化研究により得られたデータに基づく
C：専門家の合致した意見に基づく

出所：身体活動量と健康に関する推奨：2007年アメリカスポーツ医学会・アメリカ心臓病学会（Haskellら（2007）；Nelsonら（2007），本文参照）より作成

図表2-9　健康づくりのための身体活動基準2013（抜粋）

血糖・血圧・脂質に関する状況		身体活動（生活活動・運動）*1		運動		体力（うち全身持久力）
健診結果が基準範囲内	65歳以上	強度を問わず身体活動を毎日40分（＝10メッツ・時／週）	今より少しでも増やす（例えば10分多く歩く）*4	―	運動習慣をもつようにする（30分以上・週2日以上）*4	―
	18～64歳	3メッツ以上の強度の身体活動*2を毎日60分（＝23メッツ・時／週）		3メッツ以上の強度の運動*3を毎週60分（＝4メッツ・時／週）		性・年代別に示した強度での運動を約3分間継続可能
	18歳未満	―		―		―
血糖・血圧・脂質のいずれかが保健指導レベルの者		医療機関にかかっておらず、「身体活動のリスクに関するスクリーニングシート」でリスクがないことを確認できれば、対象者が運動開始前・実施中に自ら体調確認ができるよう支援した上で、保健指導の一環としての運動指導を積極的に行う。				
リスク重複者又はすぐ受診を要する者		生活習慣病患者が積極的に運動をする際には、安全面での配慮がより特に重要になるので、まずかかりつけの医師に相談する。				

*1：「身体活動」は、「生活活動」と「運動」に分けられる。このうち、生活活動とは、日常生活における労働、家事、通勤・通学などの身体活動を指す。また、運動とは、スポーツ等の、特に体力の維持・向上を目的として計画的・意図的に実施し、継続性のある身体活動を指す。
*2：「3メッツ以上の強度の身体活動」とは、歩行又はそれと同等以上の身体活動。
*3：「3メッツ以上の強度の運動」とは、息が弾み汗をかく程度の運動。
*4：年齢別の基準とは別に、世代共通の方向性として示したもの。

●性・年代別の全身持久力の基準
下表に示す強度での運動を約3分以上継続できた場合、基準を満たすと評価できる。

性別 \ 年齢	18～39歳	40～59歳	60～69歳
男性	11.0メッツ（39ml／kg／分）	10.0メッツ（35ml／kg／分）	9.0メッツ（32ml／kg／分）
女性	9.5メッツ（33ml／kg／分）	8.5メッツ（30ml／kg／分）	7.5メッツ（26ml／kg／分）

注：　表中の（　）内は最大酸素摂取量を示す。
出所：厚生労働省、健康づくりのための身体活動基準2013

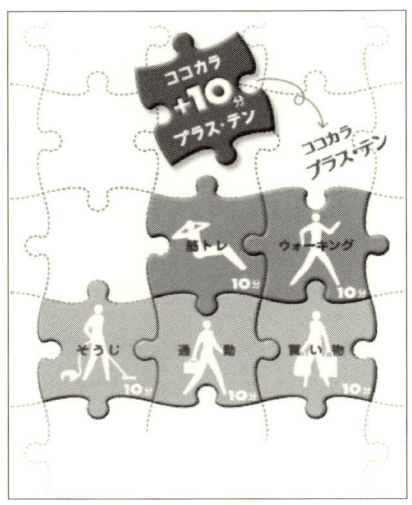

図表2-10　アクティブガイドの主要メッセージ

出所：厚生労働省、健康づくりのための身体活動指針 2013

〈2〉運動・身体活動・スポーツを効果的に行うためには。導入と継続のポイント

　身体活動量の少ない人への導入においては、"運動"と思って取り組まなくても、生活の中で"身体を動かすこと全般：身体活動、physical activity"の総量が健康との関連では重要であることを強調する。

　1日中等度の強度の身体活動を30分、というのが目安になっているが、30分まとめて行わなくとも、分割して行っても全体で30分行えれば相応の効果があることもわかっている。

　用量－反応関係があることも重要で、現在身体活動量が少ない人にとっては、少しでも活動量を増やすことが効果的である。特に導入期においては、いきなり多い量を行おうとしても、ハードルが高くなるだけなので、徐々に実行可能な量・強度の部分から始めていく。

　先行研究では、運動に不慣れで身体活動の少ない人へのアプローチとして、①監視下で決められた運動を行ってもらう（structured exercise：SE）群と、②生活の中で積極的に体を動かして、1日30分の身体活動

を行ってもらう（lifestyle activity：LA）群を、無作為化比較試験（randomized control study, RCT）という質の高い手法で比較したものがある（Project Active；Dunn ら，1999）。この研究の対象は活動量の少ない（sedentary）、年齢35－60歳の男女235名である。24ヵ月間のRCTで6ヵ月間の強力介入ののち18ヵ月間の維持期を設けた。SE群では最大強度の50－85％強度の好みの有酸素運動を20－60分、週5日、指定のスポーツセンターで監視下で行った。LA群では行動療法の理論に基づき、日常生活の中で活動量アップをはかる形で、中等度以上の強度（息が弾むくらい）の運動を1日合計30分、ほぼ毎日行う形とした。主のアウトカムとして、身体活動量と身体フィットネス（トレッドミル最大運動負荷テストの最大酵素摂取量）を、副次的アウトカムとして、脂質代謝指標、血圧、体組成を用いた。主のアウトカムについて、身体活動量も身体フィットネスも両群で増加し群間の有意差はなかった。副次アウトカムの収縮期・拡張期血圧、体脂肪率も、両群で改善し、群間差は認めなかった。体重については、両群で介入前後の有意差を認めなかった。さらに、コスト、実行率では、LAの方が有利であることが追加で検討されている（Sevickら，2000）。

　実践的な意味で、SEとLAの利点・欠点を図表2-11にまとめた。元々運動に不慣れな人では、決められた運動をある程度の時間行う形のSEでは運動量を稼ぎやすいものの、運動後に疲れて横になってしまったり、その他の生活時間での活動レベルが下がり、逆効果なこともある。一方、なるべく非活動的な時間を少なくする、などの努力で、同等の効果がLAでも示されており、こまめに動くことで、身体活動量全体としては、効果的にアップすることができる。すなわち、その人の、嗜好や、現在の身体活動量、生活活動パターンなどを全体的に把握して、実現可能な形で、身体活動量アップを図っていくことが重要である。身体活動量アップの目安を図表2-12に示す。

図表2-11　Structured Exercise vs. Lifestyle Activity

プログラムを組んで運動する (Structured Exercise)
- いわゆる"運動"の形でプログラムを組んで行っていくタイプ（運動処方）。
- 運動量は稼ぎやすい。
- その他の生活時間で活動レベルが下がると逆効果なことがあるので注意。

VS

生活の中で身体を動かす (Lifestyle Activity)
- 1回の時間は短くても生活の中で中等度の強度の身体活動を積極的に取り入れていく。
- なるべく非活動的な時間を少なくする。
- もともと運動に不慣れな人には始めやすい。

図表2-12　運動・活動量増加の目安

導入期（4週位）
- ▶ 弱めの強度、短めの時間で開始

改善期（4〜5ヶ月位）
- ▶ 徐々に強度・時間を上げていく

維持期（その後）
- ▶ 楽しく、長期に続けていく
- ▶ さらに強度を上げてみる？
- ▶ 他のスポーツに挑戦？

　なお、身体活動を安全かつ効果的に行うためには、次の点にも留意することが重要である。

> ○日常生活以上の運動は、健康状態を考えてから
> ○ウォームアップとクールダウンを十分に
> ○最初は無理せず、マイペースで増加
> ○水分補給を忘れずに
> ○服装や靴にも注意
> ○食事にも気を配ること
> ○こまめに身体を動かすこと、運動後にごろごろしない

　長期的に効果を維持継続していく身体活動量については、推奨量が一つの目安になる。やせた体重の維持、リバウンド防止、という意味では、さらに多い活動量、すなわち中等度の身体活動で1日60分から90分といわれている（Sarisら、2003）。また、日本の推奨（アクティブガイド）では、日本人の現状、エクササイズガイドにおける推奨量を鑑み、成人で1日60分である。

　維持・継続期においては、日常生活の中で、いかに効率的に、そして、楽しく運動を取り入れていくかがポイントとなる。

　従来の個人に行動変容を促すタイプの生活習慣改善プログラムでは、効果は認めるものの、長期的にみると、習慣が定着せずに、逆戻りする人も多いことが証明されている。"身体活動"実施の長期的な維持継続のためには、その行動自体が合目的的で、行うこと自体に自身が意味を見いだせること（self-rewarding）になっていく必要がある。行うこと自体が楽しい、仲間がいる、生きがいとなる、今後の実現したい夢につながる、といった、健康だけが目的ではなくなったとき、長期的な継続につながると考えられる。また、身体活動の継続が妨げられないようにするためには、行いやすい・アクセスしやすい運動施設がある、景観がいい、安全であるといった環境整備も重要であるし、一緒に行う仲間がいる、競い合う喜びがある、といった人的サポートも重要である。

　ここで、改めてスポーツの意義が再認識される。サクセスフル・エイジングにおいては、「生きがい」を生むスポーツという位置づけ、すな

図表2-13　中高齢期の身体活動の意義（身体的効果以外）

心理精神的効果
- ストレス、孤独感↓
- 精神的充足、気晴らし
- 生きがい、生活満足度
- 自己実現
- 役割り維持、修得
- ライフイベント適応

教育・労働的効果
- 欠勤率↓
- 人間形成、仲間作り
- 思いやり
- 社会的活動
- 労働意欲
- 生産性

社会経済的効果
- 医療費・介護費↓
- レジャー産業利益
- 健康産業利益
- 自治体観光利益

社会集団的効果
- 社会ネットワーク
- 社会的交流
- 交友関係
- 世代間交流
- 夫婦仲

社会文化的効果
- 否定的な加齢観↓
- 地域密着
- 活力社会
- 地域活性化
- 地域イメージアップ
- 国際交流・理解

出所：「アクティブエイジング全国調査2009」報告書
　　　財団法人健康・体力づくり事業財団より作成

わち、"健康"を楽しみ"仲間"づくりにつながるスポーツという位置づけが重要と考えられる。

　図表2-13に、先行研究・文献レビューから抽出した中高齢期の身体活動がもたらす身体的効果以外の便益・効果（「アクティブエイジング全国調査2009」）を示した（身体的効果については、図表2-7に既出）。

　実際の対象者に運動を勧めるにあたっては、これらの条件、逆に阻害している要因、今までの運動歴、健康歴などを加味して、本人と相談して、徐々に進めていくことが重要である。

　身体活動量を増加させることは、いくつになっても便益のあることである。しかしながら、健康上の利点をより享受し、"習慣"を定着化する、

図表2-14　身体活動量増加のためのアクティビティ・ピラミッド

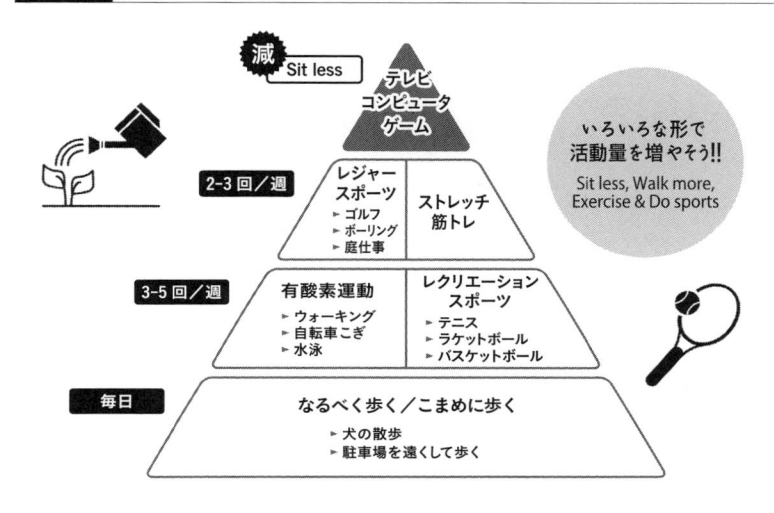

という意味では、なるべく若いうちから行い、そして、維持継続していくことが重要である。

身体活動の種類としては、一つに限らず、生活の中で、いろいろな形で取り入れていくことが大事で、その啓発に、図表2-14のピラミッド（Activity Pyramid）がよく利用される。

不活動な時間を減らすこと、生活の中で、楽しく、長続きできる形で、種々の身体活動（移動の際のウォーキング、自転車、楽しみのためのスポーツ、家事なども含む）を取り入れることが重要である。

---

column 1　座位行動（Sedentary behavior）
～テレビの見過ぎはやっぱりよくない～

座位行動（Sedentary behavior 座位および臥位におけるエネルギー消費量が1.5METs以下のすべての覚醒行動）は単に活動がない（inactivity）というだけでなく、身体活動とは独立して健康上のリス

クとなることについて、研究結果が蓄積されている。座位行動の指標として、テレビやパソコン、ゲームの画面などをみている時間（スクリーンタイム）や、TV視聴時間を用いることが多い。縦断研究（前向きコホート研究）結果のレビューでは2型糖尿病の発症リスク、心血管系疾患、総死亡率は明らかに上昇する。基準値は明確ではないが、生活の中で、少しでも座位時間が続かないようにすること（例えばデスクワークは時間を区切ってあいだで体操をする、TVやパソコン画面を見続けることはやめるなど）は有意義である。また、小さいころからの習慣が、大人になっても引き継がれることが多いので幼少期のsedentary behavior防止も重要である（Rhodesら, 2012）。

② 食事・栄養

〈1〉適切な栄養素摂取

栄養・食生活は、多くの生活習慣病との関連が深く、また日々の生活の中でQOLとの関連も深い。健康日本21でも、国民の健康及びQOLの向上を図るために、身体的、精神的、社会的に良好な食生活の実現を図ることを目標としている。すなわち、健康・栄養状態の是正を図るとともに、国民すべてが良好な食生活を実践できる力を十分に育み、発揮できるような平等な機会と資源を確保することを目的とする。栄養・食生活分野の目標設定に際して、最終目標である健康及びQOLの向上のためには、1）「栄養状態」をよりよくするための「適正な栄養素（食物）摂取」、2）適正な栄養素（食物）摂取のための「行動変容」、3）個人の行動変容を支援するための「環境づくり」が必要であることから、大きく3つの段階に分けて検討している（http://www.kenkounippon21.gr.jp/kenkounippon21/about/kakuron/index.html（最終アクセス2014年8月8日））。この考え方は、個人における食事・栄養のアセスメント、サポート方法を考える際にも参考になる。

――健康日本 21（第二次）では、栄養・食生活の目標を、
① 適正体重を維持している者の増加（肥満、やせの減少）
② 適切な量と質の食事をとる者の増加
　ア　主食・主菜・副菜を組み合わせた食事が 1 日 2 回以上の日がほぼ毎日の者の割合
　イ　食塩摂取量の減少
　ウ　野菜と果物の摂取量の増加
③ 共食の増加（食事を 1 人で食べる子どもの割合の減少）
④ 食品中の食塩や脂肪の低減に取り組む食品企業及び飲食店の登録の増加
⑤ 利用者に応じた食事の計画、調理及び栄養の評価、改善を実施している特定給食施設の割合の増加
としている。

　個人の目標の例として、図表 2-15 があげられている。具体的には、個人の健康状態、食習慣の現状をよく評価して、目標を設定する必要がある。

図表2-15　成人に対する個人目標（例）

- 適正体重[*1]を維持する。
- 1 日あたりの脂肪エネルギー比率を 20 ～ 25％にする。
- 1 日あたりの食塩摂取量を 10g 未満にする。
- 1 日あたりの野菜摂取量を 350g 以上にする。
- カルシウムに富む食品（牛乳・乳製品、豆類、緑黄色野菜）の摂取量を牛乳・乳製品 130g、豆類 100g、緑黄色野菜 120g 以上にする。
- 自分の適性体重を認識し、体重コントロールを実践する。
- 朝食を食べる。
- 1 日最低 1 食はきちんとした食事を、家族等 2 人以上で楽しく、30 分以上かけてとる。
- 外食や食品を購入する時に栄養成分表示を参考にする。
- 自分の適正体重を維持することのできる食事量を理解する。
- 自分の食生活に問題があると思う場合は、改善に努める。

[*1]: 適正体重：[身長 (m)]^2×22」を標準、BMI (Body Mass Index) は「体重 (kg)／「[身長 (m)]^2」で求められ、BMI=22 を標準とする

出所：健康日本 21（栄養・食生活）

図表2-16　栄養・食生活と健康、生活の質などの関係について

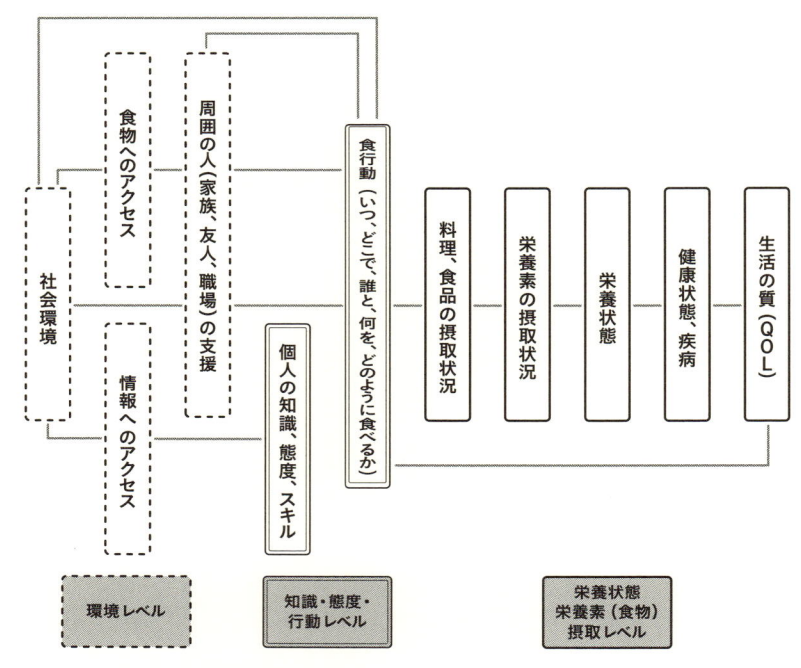

環境レベル：社会環境（食物へのアクセス、情報へのアクセス）／周囲の人（家族、友人、職場）の支援

知識・態度・行動レベル：個人の知識、態度、スキル／食行動（いつ、どこで、誰と、何を、どのように食べるか）

栄養状態・栄養素（食物）摂取レベル：料理、食品の摂取状況／栄養素の摂取状況／栄養状態／健康状態、疾病／生活の質（QOL）

出所：健康日本21（栄養・食生活）資料より一部改変

　栄養素の基本的な働きは、「エネルギーになる」「身体をつくる」「身体の調子を整える」という大きく3つに分けて考えられる。いずれも健康に生きていくためには欠かせないものである。
　そのうち、まず注目すべきは、「エネルギーになる」という働きである。摂取した食物により、エネルギーが生み出されるからこそ、ヒトは身体を動かしたり、呼吸をしたりできるのである。この、エネルギーを生み出すという重要な役割をになう栄養素を三大栄養素（英語ではmacronutrient）という。具体的には、たんぱく質（protein）、脂質（fat）、炭水化物（carbohydrate）のことである。たんぱく質（や脂質）は、エネルギーを生み出すだけでなく、身体をつくる材料ともなる。

図表2-17　栄養素の3つの働き

- 黄：からだのエネルギー源となる働き → 炭水化物／脂質／たんぱく質（三大栄養素〈マクロニュートリエント〉）
- 赤：からだの材料となる働き → たんぱく質
- 緑：からだの調子を整える働き → ミネラル／ビタミン（微量栄養素〈ミクロニュートリエント〉）
- 水

以上をまとめて五大栄養素

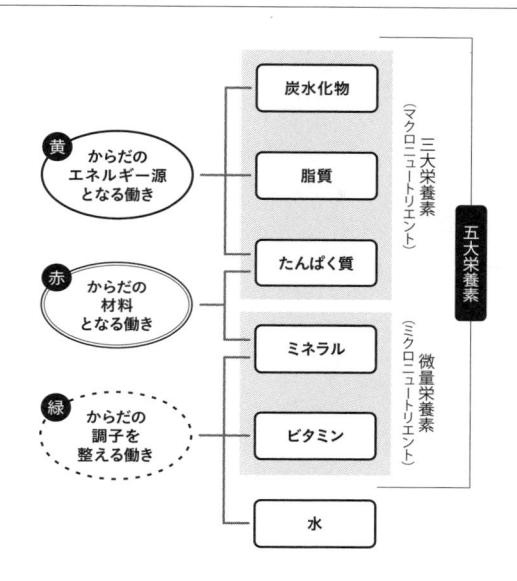

日本人の食事摂取基準（2015）策定項目

- エネルギー：たんぱく質、脂質・飽和脂肪酸・n-6系脂肪酸・n-3系脂肪酸、炭水化物・食物繊維、PFC（エネルギー産生栄養素）バランス
- 水溶性ビタミン：ビタミンB_1，ビタミンB_2，ナイアシン，など9種
- 脂溶性ビタミン：ビタミンA・ビタミンEなど4種
- ミネラル：カルシウム・鉄・亜鉛・マンガンなど13種
- アルコール

「身体の調子を整える」のに必要なのが、ビタミン、ミネラルで、量的には三大栄養素ほど必要ではないものの、必須のものであり、微量栄養素（micronutrient）と呼ばれている。三大栄養素と微量栄養素とを合わせ、五大栄養素、あるいはさらにこれに水も加えて六大栄養素といっている。水は体重の60－70％を占める身体の主要な構成成分であり、

体内で栄養を運搬する体液などに含まれる欠かすことのできない重要な物質である。

では、何をどれだけ食べたらいいのかというよい食生活を送るための指針として、厚生労働省は「日本人の食事摂取基準」を策定している。これは、日本人にふさわしい、各栄養素の適切な摂取量の目安を示しており、1969年以降5年ごとに改訂されている（2005年の改訂の際に「栄養所要量」から「食事摂取基準」に呼び名を変更）。

サプリメントの普及や肉中心の食生活への変化により、栄養を過剰に摂取するケースが増えてきていることを考慮し、2005年の改訂より、栄養素によっては、「上限量」が記載されている。サプリメント使用の際には留意する必要がある。

上限量のある栄養素

ビタミン：ビタミンA、ビタミンD、ビタミンE、ナイアシン、ビタミンB_6、葉酸

ミネラル：カルシウム、鉄、リン、マグネシウム、銅、ヨウ素、マンガン、セレン、亜鉛、モリブデン

〈2〉エネルギー必要量

1日に必要となるエネルギー量は、体格や運動量によって一人ひとり異なる。あくまで目安量ではあるが、「基礎代謝量」と「身体活動レベル」により、消費エネルギー量を概算し、計算することができる。

身体活動レベルは、図表2-19に基づき、低い・ふつう・高いに分類して、基礎代謝量の何倍の総消費エネルギー量になるかを算出して、1日のエネルギー必要量を求めている。もっと運動している場合は、さらに＋αのエネルギー量加算が必要であるし、減量したい場合は、計算値より－500～－1,000kcalとする必要がある。

[1日のエネルギー必要量の計算]
● 1日の基礎代謝量の求め方
　[1日の基礎代謝量（kcal）] ＝ [基礎代謝基準値（kcal）] × [体重（kg）]
　　　例：50代男性で体重70kgの場合　21.5 × 70=1,505kcal

図表2-18　年齢別基礎代謝基準値

性別＼年齢	10〜11歳	12〜14歳	15〜17歳	18〜29歳	30〜49歳	50〜69歳	70歳以上
男性	37.4	31.0	27.0	24.0	22.3	21.5	21.5
女性	34.8	29.6	25.3	22.1	21.7	20.7	20.7

出所：「日本人の食事摂取基準（2015年版）策定検討会」報告書（2014）

● エネルギー必要量の求め方
　[1日のエネルギー必要量（kcal）]
　　　　　　　　＝ [1日の基礎代謝量（kcal）] × [身体活動レベル]
例：50代男性で体重70kg、デスクワーク主体の仕事を中心に生活をしている場合　1,505 × 1.75 ＝ 2,634kcal

図表2-19　身体活動レベル

活動レベル	身体活動レベル	生活パターン
低い	1.50	生活の大半が座位で、静的な活動が中心の場合
ふつう	1.75	座位中心の仕事だが、職場内での移動や立位での作業・接客等、あるいは通勤・買い物・家事、軽いスポーツ等のいずれかを含む場合
高い	2.00	移動や立位の多い仕事への従事者、あるいは、スポーツ等余暇における活発的な運動習慣を持っている場合

出所：「日本人の食事摂取基準（2015年版）策定検討会」報告書（2014）
● 身体活動レベルは成人（18〜69歳）の値。高齢者では、各−0.05
● もっと運動している場合には、さらに＋αが必要
● 減量したい場合には、−500〜−1,000kcal

食事摂取基準（2015）では、たんぱく質については推奨量（ほとんどの人がこれだけ食べていれば足りるという量）（g/日）が示され、18歳以上の成人では男性で60g/日、脂質については、目標量（現在の日本人が当面の目標とすべき摂取量）（総エネルギーに占める％）が20-30％と示されている。

2015年の摂取基準からエネルギー産生栄養素バランス（PFCバランス）が示されるようになり、たんぱく質：13-20％、脂質20-25％、炭水化物50-65％となっている。

食事摂取基準をもとに、大まかに栄養素レベルで何をどれだけ食べたかが把握できる。栄養素レベルの基準がわかったら、実際にそれを具現化していくためには、食品・メニュー・食事レベルで考えていく必要がある。

〈3〉バランスのよい食生活

厚生労働省・農林水産省では、健康で豊かな食生活の実現を目的に策定された「食生活指針」（2000年3月）を具体的に行動に結びつけるものとして、2005年6月「食事バランスガイド」を示した。

コマの形を用い、主食、副菜、主菜、果物、乳製品といった食品やメニューを、1日に「どれだけ」食べたらいいのか、望ましい組み合わせとおおよその量をイラストで示している。

すべての人にこの食事バランスガイドを導入して考えることは難しいが、その人の準備状況や理解度など現状を把握し、受け入れやすい方法を考えていく必要がある。

まずは、バランスよく各食品グループの食品を摂取することが重要である。ごく簡単には、図表2-20を参考に、食品群を色分けし（主食－黄色、主菜－赤色、副菜－緑色）、1日3食食べること、各食事をバランスよく、主食・主菜・副菜をとることを意識するだけでもいい。量の目安としては、主食から摂取エネルギーの約半分を摂取することである。

グーパー法、ダイエットデザインハウスを利用することも有用である。詳細は「100kcalで考える食事指導BOOK　メタボ対策から介護食まで」

（戸山（監修），2011）などを参照のこと（図表 2-21）。

　また、生活習慣病の予防や治療のための食事については、代表的な疾患について、要点を図表 2-22 にまとめた。疾病により、考慮しなければならない栄養素の優先順位が異なるが、実際にはひとりの人が複数の疾病を併せ持つことが多いため、個人ごとに食事のチェックポイントを総合的に考える必要がある。

図表 2-20　食事摂取の基本は毎回の食事の積み重ね

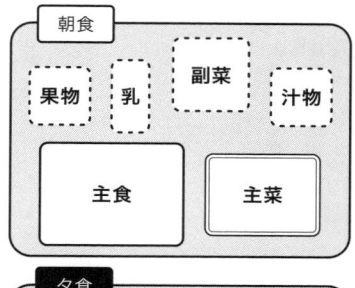

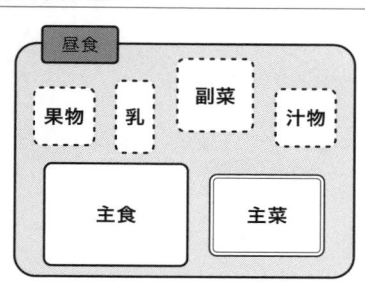

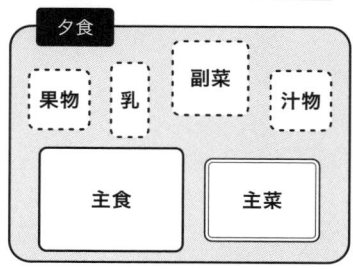

朝食
- 果物／乳／副菜／汁物
- 主食／主菜

昼食
- 果物／乳／副菜／汁物
- 主食／主菜

夕食
- 果物／乳／副菜／汁物
- 主食／主菜

★ 水分はしっかり取る
★ アルコールは適量以下で
★ おやつも栄養のうち

- 主食　炭水化物を含む食品　▶ からだのエネルギー源となる
- 主菜　たんぱく質を多く含む食品　▶ からだの材料となる
- 副菜　野菜や果物・食物繊維、ビタミンやミネラルなど　▶ からだの調子を整える

● 乳製品はカルシウム源としてとらえ、副菜と同じグループに位置づける
● 指導では、主食：黄、主菜：赤、副菜：緑と色分けして使用

図表2-21　食べる量のめやすを知ろう

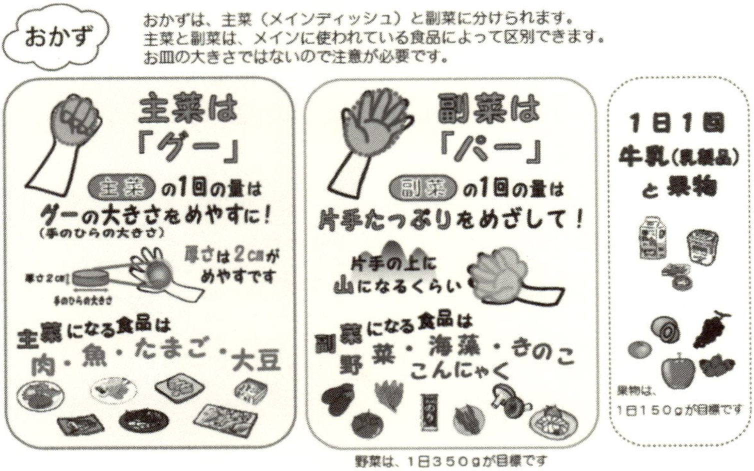
おかず
おかずは、主菜（メインディッシュ）と副菜に分けられます。
主菜と副菜は、メインに使われている食品によって区別できます。
お皿の大きさではないので注意が必要です。
主菜は「グー」
主菜の1回の量は
グーの大きさをめやすに！
（手のひらの大きさ）
厚さは2cmがめやすです
厚さ2cm
手のひらの大きさ
主菜になる食品は
肉・魚・たまご・大豆
副菜は「パー」
副菜の1回の量は
片手たっぷりをめざして！
片手の上に山になるくらい
副菜になる食品は
野菜・海藻・きのここんにゃく
野菜は、1日350gが目標です
1日1回
牛乳（乳製品）と果物
果物は、1日150gが目標です

出所：「100kcal で考える食事指導 BOOK　メタボ対策から介護食まで」戸山（監修）（2011）

図表2-22　生活習慣病の予防や治療のための食事・生活習慣

高血圧 （高血圧治療 ガイドライン 2014などより）	● 塩分を控える…1日6g未満 ● 果物・野菜は積極的に摂取（カリウム源） ● コレステロール・飽和脂肪酸摂取は控える ● 魚（魚油）は積極的に摂取 ● 肥満の是正…適切な摂取エネルギー量の設定 　▶ エネルギー密度を控える 　　・油を取りすぎない 　　・かさの多いもの（水分）を選ぶ ● アルコールを控える 　▶ せいぜい1日100kcal（男性）、75kcal（女性） ● 運動 ● 禁煙
糖尿病 （糖尿病治療ガイド 2012－2013などより）	● 適切な摂取エネルギー量の設定 ● 炭水化物はエネルギー摂取量の50～60％ ● たんぱく質は標準体重あたり1.0～1.2g/kg ● 単純糖質をとりすぎない ● 食物繊維 20～25g/day（ふつうは10g/1,000kcal） ● 運動 ● 禁煙
脂質異常症 （動脈硬化性疾患予防 ガイドライン 2012などより）	● 適切な摂取エネルギー量の設定と運動 ● 脂肪はエネルギー摂取の20～25％、飽和脂肪酸は4.5～〈7％、コレステロール摂取は<200mg/日） ● n-3系多価不飽和脂肪酸の摂取を増やす ● 炭水化物はエネルギー摂取の50～60％、食物繊維摂取を増やす（≧25g/日） ● たんぱく質はエネルギー摂取の15～20％（動物性は控えめに） ● 野菜・果物多めに ● 禁煙、受動喫煙の回避
痛風・高尿酸血症 （高尿酸血症・痛風の 治療ガイドライン 第2版などより）	● 適切な摂取エネルギーの設定 ● プリン体摂取 400mg/day以下 ● 充分な水分摂取（尿量2,000ml/day以上） ● アルコールを控える ● ショ糖・果糖を控える ● 尿をアルカリ化する食品摂取 ● 軽めの運動

column 2　Eating triggers を理解する
〜どんな時に食べ過ぎてしまうか〜

　食事コントロールが必要であっても、つい不必要な間食をしてしまうことがある。その引き金（Eating triggers）となるものをあらかじめ理解して、他のものに置き換えていくことが効果的である。食事コントロールが必要な人には、比較的初期に一度は行うとよい。自己の行動を振り返る必要があるので、その場で行うというよりワークシートとして持ち帰り、自身で考える時間を設けた上で、次回話し合うとよい。

　＜外的な引き金＞
　　食べ物を見た時、食べ物のいいにおいがした時、お酒をのんだ時、仕事が忙しい時、パーティなどのお付き合いの時、休暇中、ある特定の人といる時、読書中、TV をみている時、料理中、電話中、朝食の前、昼食の前、夕食の前、夕食後、夜中…など

　＜内的な引き金＞
　　幸せな時、疲れた時、退屈な時、悲しい時、怒った時、心配な時、がっかりした時、傷ついた時、負荷が多すぎる時…など

　　　　　　⬇　　対処方法は？

1.　置き換え：その引き金について、（食べることでなく）別の行動に置き換える
2.　回　　避：引き金となる状況を避ける

column 3　食品買い方の工夫
〜フードラベルを活用する〜

　コンビニ弁当や既成食品など加工食品には、加工食品品質表示基準（2011年度より消費者庁管轄）に基づき品質表示（食品表示、フードラベル）を行う義務がある。基本的に表示義務のある項目は、（1）名称、（2）原材料名、（3）内容量、（4）賞味期限/消費期限、（5）保存方法、（6）製造業者等の氏名又は名称及び住所である。これを読み取って、食品の買い方を工夫することも効果的である。原材料は重量の多いものから順に表示する決まりとなっている。食品添加物もその重量の多い順に表示されている。

　一方、健康増進法では、消費者の健康づくりに資するような食品の選択を支援する観点から栄養成分などの表示に一定のルールを設けている。
①主要な栄養成分：栄養成分を何らかの表示をする場合、（1）〜（5）の含有量を順番通りに表示する。

　　（1）熱量（エネルギー）
　　（2）たんぱく質
　　（3）脂質
　　（4）炭水化物（糖質および食物繊維でも可）
　　（5）ナトリウム

②その他の栄養成分：以下の13のビタミン、11のミネラル、糖質（単糖類、二糖類）、飽和脂肪酸、コレステロールについて表示する場合は、その含有量の①の次に表示する。

　　ビタミン：ナイアシン、パントテン酸、ビオチン、ビタミンA、ビタミンB_1、ビタミンB_2、ビタミンB_6、ビタミンB_{12}、ビタミンC、ビタミンD、ビタミンE、葉酸
　　ミネラル：亜鉛、カリウム、カルシウム、クロム、セレン、鉄、銅、マグネシウム、マンガン、ヨウ素、リン

　＊①②以外の成分については、科学的根拠に基づき、事業者の責任

において、①②とは区別して、表示する。
＊表示単位は 100g、100ml、1 食分、1 包装等商品ごとに違うので、<u>必ず食品単位と食べる量を確認する。</u>
＊たんぱく質、脂質、炭水化物の三大栄養素について、通常 g 表示されている。市販食品は、kcal に換算してみると、思いのほか脂質が多いことに気付く。
⇒炭水化物、タンパク質は×4、脂質は×9（kcal/g）を計算。
最初に表示の熱量で割って高脂肪のもの（＞30％）は要注意！
＊塩分については Na 量で表示されていて、これもわかりにくい
⇒×2.5÷1,000 ≒ 食塩相当量（g）で換算して評価する。

フードラベルの例と計算法

ミックスサンド
1食当り熱量274kcal 蛋白質9.2g 脂質14.9g 炭水化物25.7g Na660mg
名称：調理パン　保存料・合成着色料使用しておりません
原材料名：パン　卵サラダ　玉葱入りツナサラダ　ハム　レタス　レッドシンク　キュウリ　イースト　ラード　VC（調味料（アミノ酸等）　酸味料　pH調整剤　グリシン　酸化防止剤（VC）増粘多糖類　リン酸塩（Na）酵素（原材料の一部に小麦、大豆、豚肉、りんご、ゼラチンを含む）
消費期限：別途枠外に記載
保存方法：10℃以下
製造者：○×製パン

- 塩分：Na 量 (mg) で表示→×2.5 で食塩量に
  - 660×2.5=1,650 mg = 1.65 g
- 炭水化物・たんぱく質 ×4
- 脂肪 ＊9 (kcal)
  - たんぱく質　9.2×4=36.8kcal
  - 脂質　14.9×9=134.1kcal
  - 炭水化物　25.7×4=102.8kcal
- 100kcal 当たりでは
  - たんぱく質　36.8/274×100=13.4%(kcal/100kcal)
  - 脂質　134.1/274×100=49.0 %
  - 炭水化物　102.8/274×100=37.6 %

　この例では、塩分は 1.65g とさほど多くない（日本人の平均摂取量は＞10g/day）が、脂質の割合は 49％とかなり脂肪の多い食品であることがわかる。
＊日本の栄養成分表示は健康増進法に基準が設けられている（栄養表示基準）が、表示するかどうかは事業者の任意である。国際的には、国際食品規格の作成などを行うコーデックス委員会が 2011 年「栄養表示に関するガイドライン」に必須表示事項として、熱量、たんぱく質、糖質、脂質に加え、総糖類、飽和脂肪酸、ナトリウムを加えるなど、内容を拡充している。それに伴い、米国はじめ多くの国で栄養表示の義務化が進んでいる。

note 1　栄養素密度(Nutrient Density)、エネルギー密度(Energy Density)を考える

＜栄養素密度(Nutrient Density)＞

栄養素密度とは、食品のエネルギー単位量(通常100kcal当たりか1,000kcal当たりで表現)に含まれている栄養素の量のことである。

従来、栄養素量は食品100g当たりで示されてきたが、食品の重量当たりではなく、食品のエネルギー量当たりの栄養素量を比較しようとするのが、栄養素密度の考え方である。

最近は中高年にも肥満が増加しているため、若い女性だけでなく中高年においてもダイエットに対する関心が高まっている。体重減少のためのダイエットの基本は摂取するエネルギー量を減らす(摂取エネルギー量＜消費エネルギー量とする)ことである。摂取エネルギー量を減らすことで必要な栄養素も欠乏すると、体重減少は成功しても健康を害することになる。そこで、エネルギー摂取は減らしても必要な

食品別栄養素密度(100kcal当たり)の比較

	重量(g)	たんぱく質(g)	カルシウム(mg)	リン(mg)	鉄(mg)	ビタミンA(μg)	ビタミンB$_1$(mg)	ビタミンB$_2$(mg)	ナイアシン(mg)	ビタミンC(mg)
牛乳(普通)	149	4.9	160	140	0.03	58	0.06	0.22	0.1	1
低脂肪加工乳	217	8.3	282	196	0.2	28	0.09	0.39	0.2	微量
プロセスチーズ	29	6.7	190	220	0.1	83	0.01	0.11	微量	0
和牛肉(肩)	35	6.2	1	52	0.3	微量	0.03	0.07	1.5	微量
全卵(生)	66	8.1	34	120	1.2	99	0.04	0.28	0.1	0
黒鮪(赤身)	80	21.1	4	220	0.9	66	0.08	0.04	11.4	2
目刺し(焼)	41	9.7	130	120	1.7	70	微量	0.11	5.0	微量
木綿豆腐	139	9.2	170	150	1.3	0	0.10	0.04	0.1	微量
飯(精白米)	60	1.5	2	20	0.1	0	0.01	0.01	0.1	0
温州みかん	217	1.5	46	33	0.40	370	0.22	0.07	0.7	70

100kcal当たりの栄養素をみることで、エネルギーは低くとも栄養価の高い食品を選択することができる(「100kcalで考える食事指導BOOK」の資料を参照)。

出所：五訂日本食品標準成分表

栄養素は確保するために、栄養素密度の高い食品を選択する必要がある。

また高齢者では、必要とするエネルギー摂取量は少なくなるが、必要とする栄養成分の量は大きくは変わらない。そのため、より少ないエネルギー量で効率よく必要とされる栄養素を摂取するには、栄養素密度の考え方が重要となる。

＜エネルギー密度（Energy Density）＞

摂取エネルギーを考えるとき、食べ物のかさは、含まれている水分量（多い方がエネルギーの割にかさが大きい）、脂質量（多い方がエネルギーの割にかさが小さい、脂質：9kcal/g, vs. 炭水化物・たんぱく質：4kcal/g）により決まることを知っている必要がある。

「エネルギー密度」は、その食品が重量に対してどのくらいのエネルギーをもっているかということであり、100kcalの食事であっても、ほんの一かけらにすぎないものもあれば、両手いっぱいになるものもある。

肥満者には、かさ（体積）があってもエネルギーが少ないエネルギー密度の低いものを選ぶことで、摂取エネルギー量の減少と満腹感を得ることができ、体重の是正を図ることができる。逆に太りたければ、エネルギー密度が高いものであれば効率よくエネルギー補給が可能となる。また、スポーツ選手など、エネルギー消費が多く、それに見合うだけの摂取をする際には、エネルギー密度の高い食品を選び、効率よく補給する必要がある。

食品のエネルギー密度は、糖質・たんぱく質・脂質の含有量により決定される。糖質とたんぱく質はそれぞれ1gにつき4kcal、脂質は1gにつき9kcalなので、脂肪分が多いことでエネルギー密度が高くなる。

しかし、食品を料理して摂取する食事は、調理法によってもエネルギー密度が変わるため、エネルギー密度を低く抑えられる調理法を選択することが必要となる。揚げ物料理、カレーライスのように油やルーを使う料理はエネルギー密度を高めるので、焼く、蒸す、煮る、炒

めるといった調理方法を上手に組み合わせることが重要である。

「エネルギー密度」をどのように利用するか

実践的には、食事全体として考え、1品エネルギー密度の高い料理があったら他の1〜2品の料理は低いものにする。

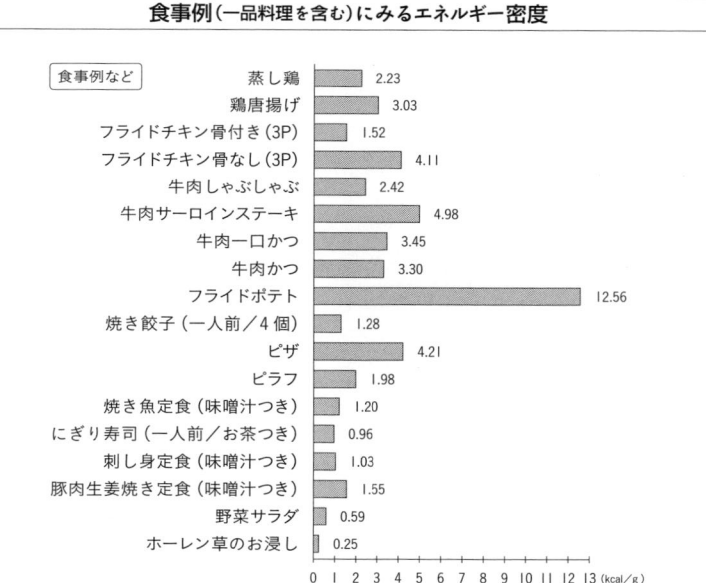

食事例（一品料理を含む）にみるエネルギー密度

食事例など	エネルギー密度 (kcal/g)
蒸し鶏	2.23
鶏唐揚げ	3.03
フライドチキン骨付き（3P）	1.52
フライドチキン骨なし（3P）	4.11
牛肉しゃぶしゃぶ	2.42
牛肉サーロインステーキ	4.98
牛肉一口かつ	3.45
牛肉かつ	3.30
フライドポテト	12.56
焼き餃子（一人前／4個）	1.28
ピザ	4.21
ピラフ	1.98
焼き魚定食（味噌汁つき）	1.20
にぎり寿司（一人前／お茶つき）	0.96
刺し身定食（味噌汁つき）	1.03
豚肉生姜焼き定食（味噌汁つき）	1.55
野菜サラダ	0.59
ホーレン草のお浸し	0.25

出所：http://www.dm-net.co.jp/eiyo123/2007/08/6.html（最終アクセス 2014年8月8日）

● 脂肪分が多いと「エネルギー密度」は高くなる。

このようにして、摂取総エネルギー量の適正化とゆっくり・よく噛む食べ方の実践に、エネルギー密度の概念も活用することで、さらに望ましい食生活を送ることができるだろう。

3 喫煙

　たばこは、肺がん以外にも多くのがんや、虚血性心疾患、脳血管疾患、慢性閉塞性肺疾患、歯周疾患など多くの疾患にも関連している。また、低出生体重児や流産・早産などにも悪影響をあたえるものである。喫煙者の中には、未成年から喫煙を開始しているものも多く、未成年期に喫煙を開始した者では、成人になってから喫煙を開始した者に比べて、こうした疾患になる確率が高くなっている。また、2006年のWHOによる先進諸国の喫煙率の結果においては、日本は女性の喫煙率は先進諸国中最も少ないものの、男性の喫煙率は最も多くなっているという現状がある。

図表2-23　現在習慣的に喫煙している者[*1]の割合の年次推移（20歳以上）

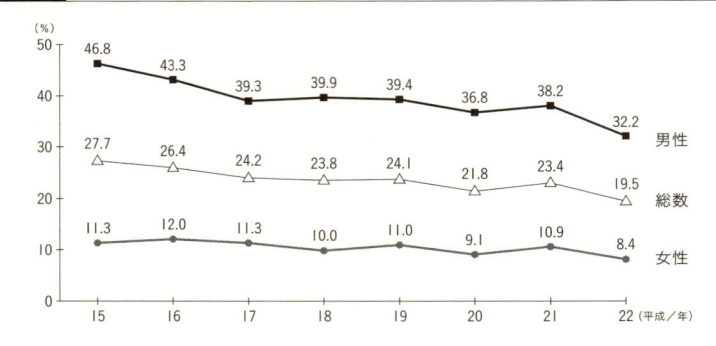

平成/年	15	16	17	18	19	20	21	22
男性	46.8	43.3	39.3	39.9	39.4	36.8	38.2	32.2
総数	27.7	26.4	24.2	23.8	24.1	21.8	23.4	19.5
女性	11.3	12.0	11.3	10.0	11.0	9.1	10.9	8.4

*1：これまで合計100本以上又は6ヵ月以上たばこを吸っている（吸っていた）者のうち、「この1ヵ月間に毎日又は時々たばこを吸っている」と回答した者

出所：平成22年国民健康栄養調査概要「たばこ、飲酒、睡眠に関する状況」
www.mhlw.go.jp/stf/houdou/2r98520000020qbb.html（最終アクセス2014年8月8日）

　2010年の国民健康栄養調査結果によると、喫煙率は年々減少しているものの、喫煙の悪影響はすぐには改善しないという報告がある。WHOはたばこの流行の4つの段階を特定しており、ロペスら（Lopezら，1994）の報告の時点では、日本は流行の第2期にある。図表2-24からもわか

図表2-24　たばこの流行の4段階

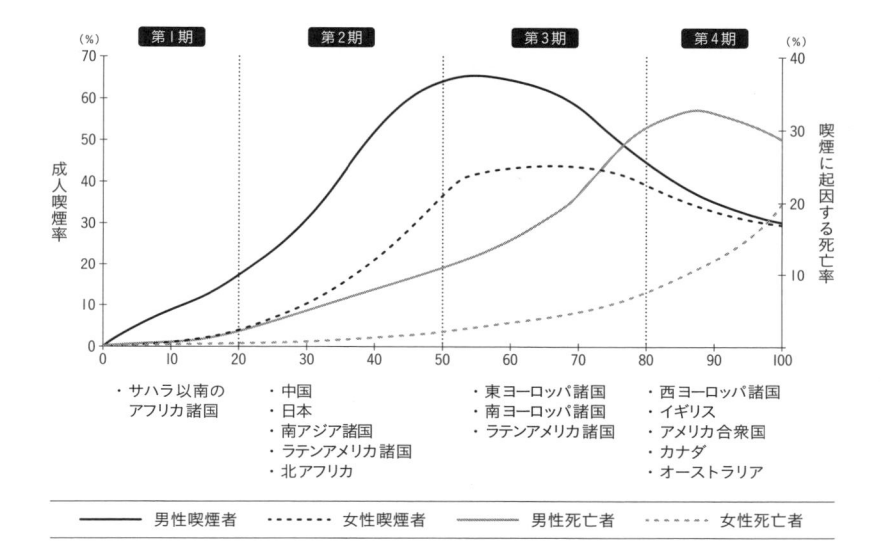

	第1期	第2期	第3期	第4期
	・サハラ以南の 　アフリカ諸国	・中国 ・日本 ・南アジア諸国 ・ラテンアメリカ諸国 ・北アフリカ	・東ヨーロッパ諸国 ・南ヨーロッパ諸国 ・ラテンアメリカ諸国	・西ヨーロッパ諸国 ・イギリス ・アメリカ合衆国 ・カナダ ・オーストラリア

──── 男性喫煙者　　‥‥‥ 女性喫煙者　　──── 男性死亡者　　‥‥‥ 女性死亡者

第1期 ▶ 男性の喫煙率が20％未満、女性の喫煙率は極めて低い
第2期 ▶ 男性の喫煙率が50％を超える、女性の喫煙率の増加
第3期 ▶ 男性の喫煙率の低下、女性の喫煙率の漸減、
　　　　喫煙に関する疾患と死亡率の上昇
第4期 ▶ 男女とも喫煙率の減少、
　　　　喫煙に起因する死亡が中年男性の死亡の最大40―45％までに達する、
　　　　女性の喫煙に起因する死亡が全死亡数の 20―25％にまで上昇する

出所：Lopez ら（1994）より一部改変

るように、喫煙の悪影響は、現在の流行だけにとどまらず、喫煙率のピークを過ぎてからも喫煙による悪影響は続く。そして、喫煙による死亡率のピークは、喫煙率のピークから数十年してから起こることがわかる。

　このように喫煙の悪影響は深刻なものである。喫煙による死亡者数は年々増加し、たばこによる超過死亡数は、日本では 11 万人を超している。また、人口動態統計によると、近年急増している肺がん死亡数が 1998 年に初めて胃がんを抜き、がん死亡の中で首位となった。さらに、たばこによる疾病や死亡のために、1993 年には年間 1 兆 2,000 億円（国民

医療費の5%）が超過医療費としてかかっていることが試算されており、社会全体では少なくとも4兆円以上の損失があるとされている。

一方で、喫煙は、喫煙している本人への悪影響だけでなく、周囲の人の受動喫煙も大きな問題となっている。たばこの煙は、喫煙している本人の主流煙よりも、その周りの人が吸う副流煙のほうが有害物質が多く、受動喫煙が肺がんや虚血性心疾患、呼吸器疾患、乳幼児突然死症候群などの危険因子となることがわかっている。

特に乳幼児突然死症候群は、その原因が不明な点も多いが、両親の喫煙の影響や同室に喫煙者がいる機会が多いことなども大きな要因の一つとされている。自分自身の健康のためだけではなく、周囲の人々や同居家族に対しても、喫煙は有害となるのである。

では実際に、禁煙することでどのような効果がみられるのだろうか。祖父江ら（Sobueら、2002）は、日本におけるコホート研究で、非喫煙者、喫煙者、禁煙者の肺がんリスクに関して縦断研究を行っている。その結果、非喫煙者と比較して、喫煙者の肺がんリスクは約4.3倍になることが示された。しかし、禁煙をした場合には、禁煙9年以内の肺がんリスクは3倍であるが、10～19年、20年以上と禁煙期間が長くなるにつれて減少し、20年以上禁煙した場合には、非喫煙者と同様に肺がんリスクが少なくなることが認められている。つまり、喫煙はしない方がよいが、禁煙するのに遅すぎるということはなく、禁煙期間が長くなるほど、その効果が出るといえる。

さらに、禁煙することでの心身への様々なよい効果が得られることとなる。図表2-25は禁煙した後の身体変化を示したものである。長く禁煙期間が続くほど、喫煙の悪影響は減少することとなる。

また、たばこに含まれるニコチンには依存性があり、自分の意志だけでは、やめたくてもやめられないことも多い。周囲のサポートも必須である。ニコチン依存度が高い場合は、禁煙補助薬の使用が有用であり、2006年からは一定の条件を満たせば、禁煙外来での保険診療も認められている（図表2-26）。2008年からは一部市販薬としても入手が可能になっている。

図表2-25　禁煙後の身体変化

禁煙直後
周囲の人をたばこの煙で汚染する心配がなくなる。

20分後
血圧と脈拍が正常値まで下がる。手足の温度が上がる。

8時間後
血中の一酸化炭素濃度が下がる。血中の酸素濃度が上がる。

24時間後
心臓発作の可能性が少なくなる。

2週間～3ヵ月後
心臓や血管など、循環器機能が改善する。

1～9ヵ月後
咳、鼻閉、疲労、息切れが減少する。
絨毛(小さな毛のようなもので肺の外へ粘液を動かす)が、正常機能を回復し、粘液を動かし、肺をきれいにし、感染を防止する能力が増加する。

1年後
肺機能の改善がみられる
(軽度・中程度の慢性閉塞性肺疾患のある人)。

2～4年後
虚血性心疾患のリスクが
喫煙を続けた場合に比べて35%減少する。
脳梗塞のリスクも顕著に低下する。

5～9年後
肺がんのリスクが喫煙を続けた場合に比べて明らかに低下する。

10～15年後
さまざまな病気にかかるリスクが非喫煙者のレベルまで近づく。

出所：イギリスタバコ白書「Smoking Kills」(1998)、IARC ガン予防ハンドブック11巻(2007)より一部改変

図表2-26　禁煙治療が保険診療になる条件

❶ **ニコチン依存症のスクリーニングテスト（TDS）でニコチン依存症と診断されること**
「はい」を1点、「いいえ」を0点として、合計点を計算します。合計点数（TDSスコア：0～10点）が5点以上の場合をニコチン依存症として診断します。

	設問内容	はい(1点)	いいえ(0点)
Q.1	自分が吸うつもりよりも、ずっと多くタバコを吸ってしまうことがありましたか。	✓	✓
Q.2	禁煙や本数を減らそうと試みて、できなかったことがありましたか。	✓	✓
Q.3	禁煙したり本数を減らそうとしたときに、タバコがほしくてほしくてたまらなくなることがありましたか。	✓	✓
Q.4	禁煙したり本数を減らしたときに、次のどれかがありましたか。●イライラ ●神経質 ●落ち着かない ●集中しにくい ●ゆううつ ●頭痛 ●眠気 ●胃のむかつき ●脈が遅い ●手のふるえ ●食欲または体重増加	✓	✓
Q.5	上の症状を消すために、またタバコを吸い始めることがありましたか。	✓	✓
Q.6	重い病気にかかったときに、タバコはよくないとわかっているのに吸うことがありましたか。	✓	✓
Q.7	タバコのために自分に健康問題が起きているとわかっていても、吸うことがありましたか。	✓	✓
Q.8	タバコのために自分に精神問題[*1]が起きているとわかっていても、吸うことがありましたか。	✓	✓
Q.9	自分はタバコに依存していると感じることがありましたか。	✓	✓
Q.10	タバコが吸えないような仕事やつきあいを避けることが何度かありましたか。	✓	✓

❷ ブリンクマン指数（＝1日の喫煙本数×喫煙年数）が200以上であること。
❸ ただちに禁煙することを希望し、「禁煙治療のための標準手順書」に則った禁煙治療プログラムについて説明を受け、治療を受けることを文書により同意していること。

[*1]：禁煙や本数を減らした時に出現する離脱症状（いわゆる禁断症状）ではなく、喫煙することによって神経質になったり、不安や抑うつなどの症状が出現している状態。

出所：Kawakamiら（1999）より一部改変

禁煙に成功するためには、多大な努力も必要となる。しかし、禁煙に成功すれば、その後の各種疾患にかかる危険性も減少するので、少しでも早くから禁煙に取り組むことが重要である。

4 飲酒

飲酒（アルコールの摂取）は、過剰な摂取や、個人の体質との不一致などによって、深刻な身体への影響が起きやすい。アルコール摂取の健康上のリスクとしては、多くの部位のがんのリスクが増大すること、飲酒習慣によって血圧が上昇（単回投与では降圧）、脳出血・脳梗塞リスクとの関連、アルコール依存症の問題などがあげられる。

アルコールと脳卒中の関係では、多量飲酒は脳卒中リスクを上げるが、中等度飲酒は脳卒中リスクを下げるという結果が出ている。例えば、レイノルズら（Reynoldsら，2013）はそれまでの研究結果をまとめ、メタアナリシスという手法を用いてアルコールと脳卒中の関係を検討している。対象とした研究は、前向きコホート研究19件、症例対照研究16件で、脳卒中全体でみると、少量飲酒（エタノール量で<12g/day）ではリスクを軽減する一方、多量飲酒（>60g/day）でリスクが上昇することがわかった。さらに、脳卒中を脳梗塞と脳出血に分けると、脳梗塞ではリスクはJ字型（すなわち、少量飲酒ではリスクは低下するが、多量飲酒ではずっと増大）を描くのに対し、脳出血では、リスクは直線的に上昇することがわかった。この特徴は、おそらくは、脳梗塞で少量でのリスク減は、動脈硬化へのプラスの効果、脳出血への直線的なリスクは、血圧上昇への影響が強く関連しているであろうと考察されている。

また、日本人においても、アルコールによってがんのリスクが増加するという研究結果が報告されている。日本人男性を対象としたコホート研究では、1日2合以上の飲酒で40％程度、3合以上の飲酒で60％程度、がん全体のリスクが上がることが示されている（Inoueら，2005）。他の研究においても、大腸がんではよりはっきりした関連が見られ、1日あたりの飲酒量が1合、2合、3合と増すと大腸がんのリスクも1.4、2.0、2.2倍と

上昇し、4合以上では3倍近くになることが示されている（Mizoueら，2008）。

　その一方で、ある程度の量の飲酒は、心筋梗塞や脳梗塞のリスクを下げる効果があることが示されているが、だからといって、飲酒しない人に対して積極的に飲酒をすすめるということではない。また、飲酒する場合には、節度のある飲酒が大切である。健康日本21では、1日あたりアルコール量（純エタノール量）に換算して約20g程度までをすすめている。

　総合的に考えると、飲酒に関しては以下の点に配慮することが重要である。

---

①なるべく節酒。せいぜい男性でエタノール30ml/day（日本酒1合前後）、女性で20ml/day。かつ休肝日を週2日はつくる。
②少量摂取については必ずしも否定することはないが、飲酒しない人に無理にすすめることは不要。
③中性脂肪が高い人は禁酒。
④尿酸値の高い人はなるべく禁酒。
⑤血糖値を下げる薬を飲んでいる人は禁酒。

5　休養（睡眠・ストレスマネジメント）

　十分な休養をとることは、心身の健康状態に大きく影響する重要な問題となっている。よりよい休養は、単に寝て過ごすことだけではなく、リラックスしたり、趣味やスポーツを楽しむことなども重要となってくる。こうした「休養」を充実させるためには、望ましい睡眠のとり方や、ストレスマネジメントが重要となる。

〈1〉睡眠

　睡眠は人間にとって、重要な行動である。睡眠時間が不足すると、人

は起きているべき時間でも眠くなったり、精神的にイライラしたり、元気が出ないなど、日常生活に支障がでてくる。

　睡眠は脳の働きの管理、身体の疲労回復、身体の活動リズムの調節、免疫機能を高める、などの役割を果たしている（内田，2006；大熊，2009）。

　その他、睡眠によって、免疫機能の向上や、昼間の活動の記憶を夜眠っている間にしっかりと脳に定着することができるなどの効果があると言われている。

　このように睡眠は重要な役割を果たしているが、では、どのように睡眠は促されるのだろうか。それには①ホメオスタシス（身体の内部や外部の環境が変化しても、身体の機能を一定に保とうとする働き）や②サーカディアンリズム（約24時間周期の生体リズム；概日リズム）などの機能があげられる。

　ホメオスタシスの機能により、人間の身体には体内環境を考慮して、調整し、睡眠不足を補うことができるようになっており、起きている時間に何をしていたかに見合う睡眠がとれるような働きが備わっている。また、サーカディアンリズムの機能により、脳は昼間は活動期として活動がしやすく、夜になると休息期として眠くなるように働いている。

　このような働きによって人間は睡眠をとることができる。しかし、現代社会では、照明で夜でも明るく過ごせたり、深夜であっても活動ができるような状況であり、昼夜の自然のリズムを感じることが困難にもなっている。そのため、生活が不規則になると、サーカディアンリズムの調整が難しくなったりして、睡眠障害にいたることもある。また、生活が不規則になることで、睡眠の時間帯がずれたり、寝不足を補おうと寝過ぎることは次の睡眠時間に影響を及ぼし、朝の起床が困難であったり、昼間眠くなってしまうなど、日常生活に支障がでることとなる。このように寝過ぎることや睡眠時間のずれも睡眠障害に相互に影響することとなる（井上，2006；内田，2006）。睡眠障害は現代では深刻な問題ともなっており、厚生労働省の報告によると、現在の日本では一般成人のうち約21％が不眠に悩んでおり、約15％が日中の眠気を自覚している（http://www.mhlw.go.jp/kokoro/know/disease_sleep.html（最終アクセス2014年8月8日））。

図表2-27　睡眠障害のサインと症状

サイン・症状	状態
不眠	寝つきの悪さ、途中で起きてしまい、再入眠できない、朝早く起きてしまう、熟睡できない
過眠	日中眠くてしかたない、居眠りを注意される
就寝時の異常感覚	脚がむずむずしたり火照ったり、脚をじっとさせていられないためによく眠れない、夕方以降に悪化
睡眠・覚醒リズムの問題	適切な時間に入眠できず、希望する時間に起床することができない
いびき・無呼吸	いびき、眠っている時に息が止まる、突然詰まったようにいびきがとぎれる
睡眠中の異常行動	寝ぼけ行動、寝言、睡眠中の大声・叫び声

出所：http://www.mhlw.go.jp/kokoro/know/disease_sleep.html（最終アクセス 2014 年 8 月 8 日）

　睡眠不足や睡眠障害の悪影響に関する研究では、ウォルクら（Wolkら、2007）は、32〜59歳までの18,000人を調査したところ、平均睡眠時間が6時間の人は、7時間の人に比べて23%も肥満になる確率が高く、睡眠時間が5時間の人は50%、睡眠時間が4時間以下の人は73%も肥満になる確率が高くなるという結果を報告している。

　また、睡眠時間が短すぎるとインスリンの作用を受ける細胞の感受性が悪くなり、糖尿病の危険性が高まること（Dongaら、2010）や、睡眠時間が1日6時間に満たない人は、6〜8時間の睡眠をとる人に比べて、早死にする確率が12%高くなること（Cappuccioら、2010）などの研究結果も示されている。このように、睡眠障害は精神的、身体的にダメージがあり、日常生活を送るのに支障をきたす。また、睡眠障害は、環境や生活習慣、ストレス、薬によって引き起こされものなど、様々な原因があるために、不調を感じたら専門医の診断を受けることが重要となる。

では、望ましい睡眠は何時間くらいで、どのようにとればよいのだろうか。これについては、人それぞれに違いがあり、年齢、性別、遺伝的個人差、季節差、文化の違いなども影響するため、一概に定義することはできない。一般的には7～8時間とも言われているが、その人が眠りについて不満がなく、日常生活において精神的・身体的にも不調が感じられない状態がその人の最も適切な睡眠のとり方であるといえる。しかし、前述のように現代社会では望ましい睡眠をとることは、なかなか難しい環境にあるといえる。厚生労働省からも、2003年に「健康づくりのための睡眠指針～快適な睡眠のための7箇条～」が出されていたが、その後の睡眠に関する科学的知見の蓄積や、2013年からの健康日本21（第2次）の開始などを受けて、2014年に11年ぶりに睡眠指針が改定された（図表2-28）。この中では、日常生活における様々な要素が睡眠に影響を与えていること、睡眠と健康の関係、睡眠障害についても述べられている。このような観点から、生活習慣を見直すことで、その人にとって快適な睡眠スタイルへと近づくことができるだろう。

column 4　睡眠時無呼吸症候群について

　いびき・無呼吸については、睡眠時無呼吸症候群でないかどうかのチェックは重要である。睡眠時無呼吸症候群とは、睡眠中に呼吸が止まったり、低呼吸になる病気であり、「無呼吸・低呼吸指数」（apnea hypopnea index；AHI）が5以上かつ日中の過眠などの症候を伴うときを睡眠時無呼吸症候群とする定義が多い（米国睡眠医学会の提唱する基準より）。近年生活習慣病との関連も指摘されており、また、日中の眠気が重大な事故につながりかねず、疑いのある人には、専門医受診を勧めるなど、配慮が必要である。

図表2-28　厚生労働省による健康づくりのための睡眠指針

健康づくりのための睡眠指針 2014 〜睡眠12箇条〜

1 良い睡眠で、からだもこころも健康に。
- 良い睡眠で、からだの健康づくり
- 良い睡眠で、こころの健康づくり
- 良い睡眠で、事故防止

2 適度な運動、しっかり朝食、ねむりとめざめのメリハリを。
- 定期的な運動や規則正しい食生活は良い睡眠をもたらす
- 朝食はからだとこころのめざめに重要
- 睡眠薬代わりの寝酒は睡眠を悪くする
- 就寝前の喫煙やカフェイン摂取を避ける

3 良い睡眠は、生活習慣病予防につながります。
- 睡眠不足や不眠は生活習慣病の危険を高める
- 睡眠時無呼吸は生活習慣病の原因になる
- 肥満は睡眠時無呼吸のもと

4 睡眠による休養感は、こころの健康に重要です。
- 眠れない、睡眠による休養感が得られない場合、こころのSOSの場合あり
- 睡眠による休養感がなく、日中もつらい場合、うつ病の可能性も

5 年齢や季節に応じて、ひるまの眠気で困らない程度の睡眠を。
- 必要な睡眠時間は人それぞれ
- 睡眠時間は加齢で徐々に短縮
- 年をとると朝型化　男性でより顕著
- 日中の眠気で困らない程度の自然な睡眠が一番

6 良い睡眠のためには、環境づくりも重要です。
- 自分にあったリラックス法が眠りへの心身の準備となる
- 自分の睡眠に適した環境づくり

7 若年世代は夜更かし避けて、体内時計のリズムを保つ。
- 子どもには規則正しい生活を
- 休日に遅くまで寝床で過ごすと夜型化を促進
- 朝目が覚めたら日光を取り入れる
- 夜更かしは睡眠を悪くする

8 勤労世代の疲労回復・能率アップに、毎日十分な睡眠を。
- 日中の眠気が睡眠不足のサイン
- 睡眠不足は結果的に仕事の能率を低下させる
- 睡眠不足が蓄積すると回復に時間がかかる
- 午後の短い昼寝で眠気をやり過ごし能率改善

9 熟年世代は朝晩メリハリ、ひるまに適度な運動で良い睡眠。
- 寝床で長く過ごしすぎると熟睡感が減る
- 年齢にあった睡眠時間を大きく超えない習慣を
- 適度な運動は睡眠を促進

10 眠くなってから寝床に入り、起きる時刻は遅らせない。
- 眠たくなってから寝床に就く、就床時刻にこだわりすぎない
- 眠ろうとする意気込みが頭を冴えさえ寝つきを悪くする
- 眠りが浅いときは、むしろ積極的に遅寝・早起きに

11 いつもと違う睡眠には、要注意。
- 睡眠中の激しいいびき・呼吸停止、手足のぴくつき・むずむず感やはぎしりは要注意
- 眠っても日中の眠気や居眠りで困っている場合は専門家に相談

12 眠れない、その苦しみをかかえずに、専門家に相談を。
- 専門家に相談することが第一歩
- 薬剤は専門家の指示で使用

〈2〉ストレス

　ストレスに関しては、現代社会では多かれ少なかれすべての人が経験している深刻な問題ともなっている。特に近年では、うつ病やストレス障害などの精神疾患者数が増加し、2008年の患者調査において精神疾患の患者数は323万人であり、これまで日本人の死因の上位を占める4疾病（がん、脳卒中、急性心筋梗塞、糖尿病）の患者数よりも多くなっている現状であり、現代日本はストレス社会であるといえる。

　精神疾患の中でも、特に患者数の多いストレス関連障害やうつ病などは、早期に環境を整備することなどによって、疾患レベルにならない段階に食い止めることが可能であると考えられる。そのためにもストレスマネジメントやリラクゼーションなど、ストレスに対する対応策を身につけておくことが重要となる。

　一般的には「ストレスが多い」などの表現を使うが、ストレス理論の中では、直面している状況や環境からの過剰な刺激を「ストレッサー」と、ストレッサーによって生じる心身の反応を「ストレス反応」と呼んでいる。一般的に言う「ストレス」は「ストレス反応」を指していることが多い。

　同じストレッサーを経験したとしても、ストレス反応となるかどうかには個人差がある。図表2-29はラザルスら（Lazarusら，1984）による心理的ストレスモデルである。

　ストレッサーを経験すると、人はそのストレッサーに対しての認知的評価を行う。一次評価としてはそのストレッサーがどのような意味を持つのか、自分にとってプラスとなるものなのか、マイナスとなるのか、無関係なのか、などの評価がなされる。二次評価として、一次評価によって評価されたストレッサーにどのように対処すればよいかなど、過去の経験などから判断がなされる。一次評価と二次評価は何度もやりとりを繰り返しながら、ストレッサー評価が行われる。

　その後、そのストレッサーに対するコーピング（対処行動）が行われる。コーピングの仕方には大きく分けて問題中心型と情動中心型に分けられる。このコーピングがうまくいかないと、深刻なストレス反応を生

図表2-29　ラザルスによる心理的ストレスモデル

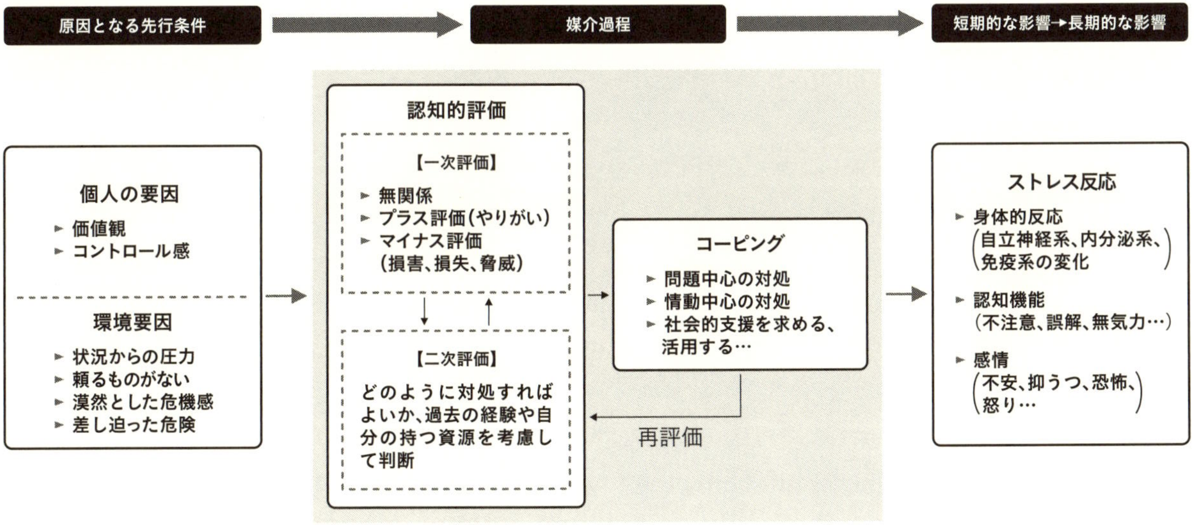

原因となる先行条件

個人の要因
- 価値観
- コントロール感

環境要因
- 状況からの圧力
- 頼るものがない
- 漠然とした危機感
- 差し迫った危険

↓

媒介過程

認知的評価

［一次評価］
- 無関係
- プラス評価（やりがい）
- マイナス評価（損害、損失、脅威）

［二次評価］
どのように対処すればよいか、過去の経験や自分の持つ資源を考慮して判断

↓

コーピング
- 問題中心の対処
- 情動中心の対処
- 社会的支援を求める、活用する…

再評価

↓

短期的な影響→長期的な影響

ストレス反応
- 身体的反応（自律神経系、内分泌系、免疫系の変化）
- 認知機能（不注意、誤解、無気力…）
- 感情（不安、抑うつ、恐怖、怒り…）

出所：Lazarus ら（1984）より作成

じることとなる。小杉ら (2005) は、このコーピングのタイプを図表 2-30 のようにまとめている。

このとき、ストレッサーの種類によって、適切なコーピングを選択することが、その後のストレス反応がどのようになるかに関わってくる。例えば、健康診断でよくない結果が出てしまったが、それは日常生活を改めることで深刻な事態にならないような場合、問題中心型積極タイプのコーピングを行うことが望ましいだろう。しかし、例えば身近な人の死など、自分がいくら努力しても物事を変えることができないような場合に、問題中心型のコーピングを行うことは逆にストレス反応を高めることにつながりかねない。感情的な混乱が激しいような場合には、まず情動中心型のコーピングを行い、その後、問題中心型のコーピングを行っていくなど、その人が経験しているストレッサーにあったコーピングスタイルや、状況に応じて臨機応変にコーピングスタイルを変えていくことなどが必要となる。このような工夫をすることで、ストレッサーの

図表2-30　コーピングの4つのタイプ

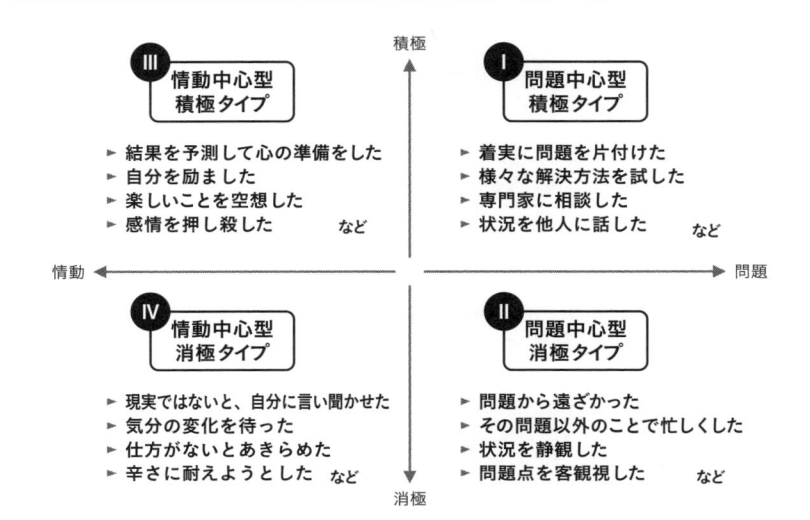

Ⅲ　情動中心型積極タイプ
- 結果を予測して心の準備をした
- 自分を励ました
- 楽しいことを空想した
- 感情を押し殺した　　など

Ⅰ　問題中心型積極タイプ
- 着実に問題を片付けた
- 様々な解決方法を試した
- 専門家に相談した
- 状況を他人に話した　　など

Ⅳ　情動中心型消極タイプ
- 現実ではないと、自分に言い聞かせた
- 気分の変化を待った
- 仕方がないとあきらめた
- 辛さに耐えようとした　　など

Ⅱ　問題中心型消極タイプ
- 問題から遠ざかった
- その問題以外のことで忙しくした
- 状況を静観した
- 問題点を客観視した　　など

（縦軸：積極／消極、横軸：情動／問題）

出所：小杉ら (2005)

悪影響を減らすことができるだろう。また、ワンパターンではなく、様々な他の対処法があることを知っておくことも重要である。特に、ストレッサーにさらされている本人は、他のコーピングスタイルがあるのに気づけず、不適切なスタイルのままストレス反応が増大してしまうこともあるので、健康サポーターが、他のコーピングスタイルなどを提案したり工夫をしていくことが必要となる。

　その一方で、同じような出来事を経験したとしても、ストレス反応については個人差がある。これは、ラザルスの心理的ストレスモデルにおける認知的評価とコーピングの方略の個人差などによるものであると考えられる。また、個人の性格特性の差も、ストレッサーの健康へ影響の仕方の違いの一因となっている。例えば、コバサ（Kobasa, 1979）は、ハーディネス（Hardiness：たくましい人格）を強く持っている人は、そうでない人に比べてストレッサーにうまく対応でき、緊張や不安になることが少ないのでストレス状況下であっても病気になりにくい、と述べている。ハーディネスは、①統制（control：困難な状態にあっても無力に感じず、結果に対して影響を与えられるという期待や信念を持つことができるか）、②遂行（commitment：日常生活の中で、自分に関係のあることや活動、人間関係に、意欲的・積極的に目的を持って関わっていけるか）、③挑戦（challenge：逆境にあっても脅威として受け取るのではなく、自分の成長のチャンスと考えられるか）という3つの性格特性から成り立っている。同じような強いストレッサーを受けても、ハーディネスが高い人は低い人に比べて、病気になりにくいと述べられている。

　上記以外にも、ストレス反応の個人差が生じる要因として、ストレスを緩和してくれる環境（例：ソーシャルサポート）の有無なども挙げられている（p.123参照）。

　健康サポーターとしては、参加者が気づいていないような、様々なコーピングの方法を提示したり、不適切なコーピングスタイルをとりがちな人に対しては、より望ましいコーピングの方法を提案したり、ストレッサーの悪影響を受けやすいような特性を持っている人には、そのよう

な要素を考慮して面談やサポートを行っていくことが必要となる。

　また、人のストレス反応においては、様々なストレッサーの中でも心理社会的な要因が特に大きな影響を及ぼしてくる。ホルムスら（Holmesら，1967）は、様々な疾患は、過去のその人の生活環境の変化と関連しているとし、人が疾患を発症するのは、生活環境の変化に適応できないからであると考えた。そして、生活環境の変化を及ぼす出来事が起こる前の状態に戻るため、必要な努力・エネルギーを相対的に評定させること（「結婚」を50として、他の出来事を相対的に評価する）から、社会的再適応評価尺度（Social Readjustment Rating Scale:SRRS）を作成した。この尺度は43項目からなり、日常生活の出来事に対して、生活ユニット得点（Life Change Unit Score:LCU得点）が定められている。一定期間内にライフイベントを多く経験し、LCUの合計得点が高いほど、近い将来疾患に罹患する可能性が高くなることが報告されている。

　SRRSでは、環境の変化がその人にとってどんな価値を持つのか、また、必要とされる努力・エネルギーの個人差などが考慮されていないという批判もある。また、SRRSが作成されてから何十年もたっていることや、日本との社会環境の差などもあり、この尺度のみで、現代の日本人のストレス評定に用いるには難しい点があるだろう。しかし、SRSSの重要な着眼点は、望ましくないイベントだけではなく、好ましいイベントもストレッサーとなりうる点を明確にしていること、個人の日常生活全般におけるストレッサーを点数として評価し、生活環境の大きな変化が、その人にとってストレッサーとなり、疾患発症との関係が強いということ、が挙げられる。よって、健康サポートにおいては、その人が日常生活にどのくらいのストレッサーとなりうる出来事を経験しているかを把握するための一つの参考指標とすべきであろう。そして、その後の面談などにおいて、個人がどの程度ストレッサーとして認知しているか、他にストレッサーとなりうる出来事があるかどうかを具体的に把握することで、その後の対策やストレスマネジメントの方法などを検討していくことが望ましい。

図表2-31　社会的再適応評価尺度

順位	ライフイベント	LCU得点[*1]	順位	ライフイベント	LCU得点
1	配偶者の死	100	23	息子や娘が家を離れる	29
2	離婚	73	24	親戚とのトラブル	29
3	夫婦の別居	65	25	自分の輝かしい成功	28
4	留置所拘留	63	26	妻の転職・離職	26
5	親族の死	63	27	就学・卒業	26
6	自分の怪我や病気	53	28	生活状況の変化	25
7	結婚	50	29	個人的習慣の修正	24
8	解雇・失業	47	30	上司とのトラブル	23
9	夫婦の和解・調停	45	31	労働時間・状況の変化	20
10	退職	45	32	住居の変更	20
11	家族の健康状態の変化	44	33	学校をかわる	20
12	妊娠	40	34	レクリエーションの変化	19
13	性的困難	39	35	教会活動の変化	19
14	新たな家族の増加	39	36	社会活動の変化	18
15	仕事の再適応、仕事の再調整	39	37	1万ドル以下の抵当・借金	17
16	経済状態の変化	38	38	睡眠習慣の変化	16
17	親友の死	37	39	家族の団らん回数の変化	15
18	異なった仕事への配置換え	36	40	食習慣の変化	15
19	配偶者との口論回数の変化	35	41	休暇	13
20	1万ドル以上の抵当・借金	31	42	クリスマス	12
21	担保・貸付金の損失	30	43	軽度な違法行為	11
22	仕事上の責任の変化	29			

● ある一定の期間（だいたいこの1年間）のLCU得点を計算する。
　1年間のLCU合計得点が300点以上—79％、200〜299点—51％、150〜199点—37％、でストレス性疾患の罹患する可能性があるとされている。

[*1]：生活ユニット得点　Life Change Unit score

出所：Holmes ら（1967）

2-3 生活習慣改善と健康

　これまで述べたように、身体活動、食事、飲酒・喫煙、休養など、生活習慣は個人の健康状態に大きく影響することがわかっている。また、これらの複合的な影響についても、研究結果が得られている。生活習慣が健康状態に影響することを報告した先駆的な研究としては、カリフォルニア州アラメダ郡で行われたブレスローら（Breslowら，1972）の縦断的研究がある。この研究では、成人男女約7,000人を対象に10年間の追跡調査を行っている。その結果、(1) 喫煙をしない、(2) 適度の飲酒、もしくは飲酒しない、(3) 定期的に運動をする、(4) 適正体重を維持する、(5) 十分な睡眠時間（7〜8時間）、(6) 朝食を食べる、(7) 間食をしない、という7つの生活習慣を実践している人ほど慢性疾患による死亡率が低いことを明らかにした（Bellocら，1972）。これらの要素は「ブレスローの7つの生活習慣」として知られている。もちろん、この研究は40年以上前のものであり、現代の日本人であてはまるかという問題もあるが、生活習慣が死亡率に直接的に影響しているというのは重要な知見であり、生活習慣改善は健康にとって非常に重要な要素であると言える。

　また、生活習慣全般と健康の関連としては、スタンファーら（Stampferら，

図表2-32　ライフスタイルと死亡率との関係

守っている 生活習慣数	10年間の死亡率（％）	
	男性	女性
3以下	20.0	12.3
4	14.1	10.3
5	13.4	8.2
6	11.0	7.7
7	5.5	5.3

出所：Breslowら（1980）

図表2-33　生活習慣の集積と心血管病発症のリスク (Nurses Health Study)

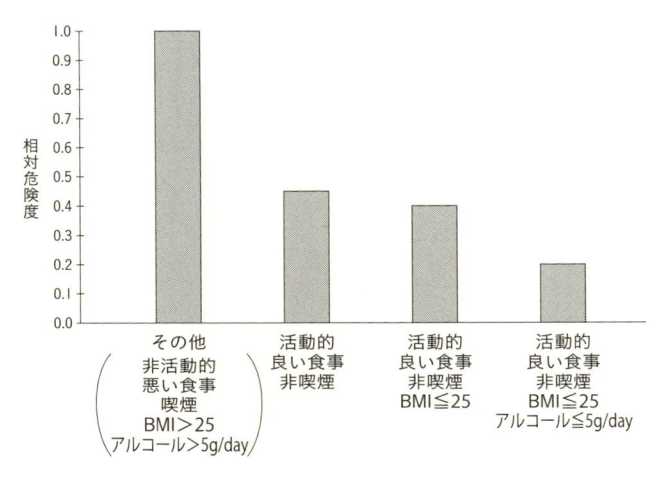

[棒グラフ：相対危険度]
- その他（非活動的、悪い食事、喫煙、BMI＞25、アルコール＞5g/day）：1.0
- 活動的、良い食事、非喫煙：約0.45
- 活動的、良い食事、非喫煙、BMI≦25：約0.40
- 活動的、良い食事、非喫煙、BMI≦25、アルコール≦5g/day：約0.20

Nurses Health Study における、健康関連の生活習慣（身体活動、食事、喫煙、肥満：BMI ≧ 25、飲酒：エタノール換算で≧ 5g/day）に基づく心筋梗塞、脳卒中発症の相対危険度は、例えば、定期的に運動をしていて、果物や野菜摂取が多く動物性油脂や加工食品の摂取が少ない食事をし、喫煙しない群では、すべての項目で悪い方の群に比し、その後の心筋梗塞、脳卒中の発症リスクが60％低い

出所：Stampfer ら（2000）

2000）が、Nurses Health Study において、運動量が多く、比較的スリム（BMI ＜ 25）で、野菜や果物摂取が多く、喫煙せず、お酒を少量しか飲まない人は、よい健康状態を示すことを確認している（図表2-33）。

日本でも、前向きコホート研究JPHCスタディで、がんとの関連が重要視されている喫煙、飲酒、食事、身体活動、肥満度の5つの要因の組み合わせによってその後のがん全体の発生にどの程度違いが見られるのかが報告されている。

5つの健康習慣のうち、実践しているのが0または1個のグループを基準とした場合の、2個、3個、4個、5個実践しているグループの、がんのリスクをグラフに示した。基準グループのリスクを1とすると、それぞれのグループのがんの相対リスクは直線的に低下した（図表2-34）。平均すると、1個健康習慣を実践するごとに、がんのリスクは

図表2-34　5つの健康習慣とがん発症のリスク

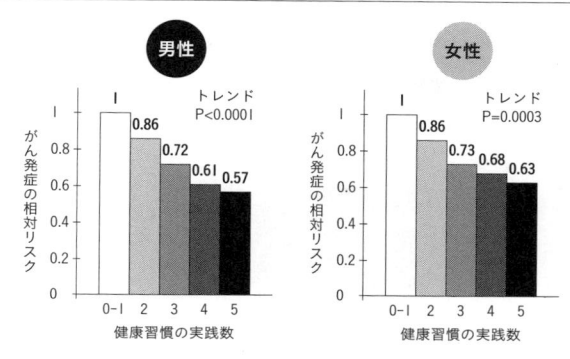

男性　トレンド P<0.0001
がん発症の相対リスク：0-1→1、2→0.86、3→0.72、4→0.61、5→0.57

女性　トレンド P=0.0003
がん発症の相対リスク：0-1→1、2→0.86、3→0.73、4→0.68、5→0.63

横軸：健康習慣の実践数

出所：Sasazukiら（2012）

男性で14％、女性で9％低下することになる。さらに、年齢で層別すると、男性では60歳未満と60歳以上とで結果に差は見られなかったが、女性では60歳以上で、これらの5つの健康習慣の実践によって、がん予防効果が得られることがわかった。60歳未満では健康習慣の数によりリスクが低下する傾向はあるものの、統計学的に有意ではなかった。笹月らは60歳未満の女性では、これらの5つの習慣よりも女性ホルモンであるエストロゲンの影響が強い可能性があると推論している（Sasazukiら，2012）。

また、生活習慣などが医療費に及ぼす影響について7年間の追跡調査をした日本の研究では、喫煙、肥満、運動不足の3つのリスクの組み合わせが1ヵ月あたりの医療費に関連していることを見いだしている。この3リスクの組み合わせには相乗作用があり、最もリスクの高い人（喫煙、肥満、運動不足）は最もリスクの少ない人（非喫煙、非肥満、非運動不足）に比べて、42.6％医療費が増大し、この影響力は年々増加していることが明らかとなっている（図表2-35）。これらのリスクを改善させることで、医療費の削減につながるとともに、個人の健康状態にも効果があることが述べられている（Kuriyamaら，2004）。

このように、個人がよいスタイルの生活習慣をとることによって、よ

| 図表2-35 | 生活習慣などが医療費に及ぼす影響 |

リスクの組み合わせ			医療費	95%信頼区間	増加率
喫煙	肥満	運動不足	($/月)		(%)
−	−	−	171.6	153.2 − 190.1	―
＋	−	−	185.8	168.3 − 203.3	8.3
−	＋	−	183.8	157.9 − 209.8	7.1
−	−	＋	185.8	166.9 − 203.6	8.0
＋	＋	−	191.7	163.3 − 220.0	11.7
＋	−	＋	225.4	207.8 − 243.1	31.4
−	＋	＋	199.8	175.7 − 223.8	16.4
＋	＋	＋	244.7	219.5 − 270.0	42.6

共分散分析；$p<0.001$

喫煙：喫煙歴のある者　　肥満：BMI≧25.0　　運動不足：1日の歩行時間が1時間未満の者

出所：Kuriyama ら（2004）

りよい健康状態、QOL向上を期待することができる。よって、様々な視点から生活全般で健康的なスタイルをとることができるよう、周辺環境を整えていくことが重要であると考えられる。

　また、これらの生活習慣の改善は早期からの対応が有効となる。中野ら（2006）は、「高齢者は、中年期とは疾病への感受性が異なる可能性はあるものの、中年期で生命予後に関する生活習慣は、高齢期においても同様に生命予後に影響を与えていることが報告されている」と述べており、高齢になってからの自立を目指して、中年期から健康増進に向けてのプログラムを行うことも有効である。

　そして、生活習慣の改善を行うことに遅すぎることはない。高齢になってしまったからなどとあきらめるのではなく、どんな年齢であっても、生活習慣の改善を行うことは、その後のその人の健康状態によい効果を与える。そのため、何歳になっても健康のための生活習慣改善を行うことには重要な意義がある。

note 2　更年期障害について

　日本産科婦人科学会は、「閉経の前後5年間を更年期といい、この期間に現れる多種多様な症状の中で、器質的変化に起因しない症状を更年期症状と呼び、これらの症状の中で日常生活に支障をきたす病態を更年期障害とする」と定義している。

　更年期の女性は女性ホルモン（特にエストロゲン）の分泌が卵巣機能の衰えとともに急激に減少し始め、月経不順、hot flush（顔のほてり、のぼせ）、発汗、手足の冷え、動悸、めまい、抑うつ、不眠、頭重感、疲労感、肩こり、腰痛、関節痛、手足のこわばりなどの更年期症状が現れる。これらの症状の原因はエストロゲンの低下だけでなく、精神・心理的な要因や社会文化的な環境因子などが複合的に影響していると考えられている。更年期症状は周囲から理解されにくい症状であり、本人でさえ心身の不調が更年期障害であると自覚せず、一人で苦しん

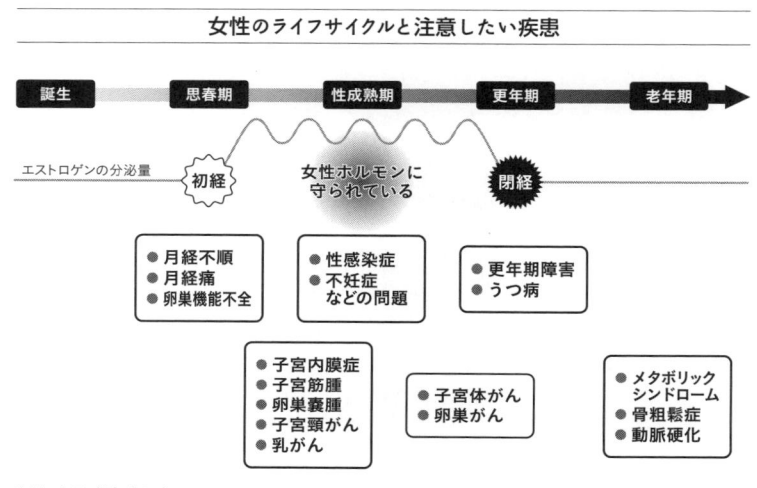

女性のライフサイクルと注意したい疾患

誕生　思春期　性成熟期　更年期　老年期

エストロゲンの分泌量　　初経　女性ホルモンに守られている　閉経

- 月経不順
- 月経痛
- 卵巣機能不全

- 性感染症
- 不妊症
などの問題

- 更年期障害
- うつ病

- 子宮内膜症
- 子宮筋腫
- 卵巣囊腫
- 子宮頸がん
- 乳がん

- 子宮体がん
- 卵巣がん

- メタボリックシンドローム
- 骨粗鬆症
- 動脈硬化

出所：太田（編）(2011)

でいることも少なくない。

　閉経年齢は平均 49.5 歳であるため、大まかに言えば 45 歳から 55 歳くらいの女性が更年期ということになる。しかし閉経年齢については個人差が大きく、40 歳前半で閉経を迎える女性がいる一方で、60 歳近くまで月経がみられる女性もいる。卵巣摘出術を受けた場合はその

簡略更年期指数(SMI)の設問

症状	症状の程度			
	強	中	弱	無
顔がほてる	10点	6点	3点	0点
汗をかきやすい	10点	6点	3点	0点
腰や手足が冷えやすい	14点	9点	5点	0点
息切れ、動悸がする	12点	8点	4点	0点
寝つきが悪い、眠りが浅い	14点	9点	5点	0点
怒りやすく、イライラする	12点	8点	4点	0点
くよくよしたり、憂うつになる	7点	5点	3点	0点
頭痛、めまい、吐き気がよくある	7点	5点	3点	0点
疲れやすい	7点	4点	2点	0点
肩こり、腰痛、手足の痛みがある	7点	5点	3点	0点
合計				点

● 複数の症状がある項目は、いちばん強い症状に点をつけてください。

更年期指数の自己採点の評価法

0〜25点▶	上手に更年期を過ごしています。これまでの生活態度を続けていいでしょう。
26〜50点▶	食事、運動などに注意を払い、生活様式などにも無理をしないようにしましょう。
51〜65点▶	医師の診察を受け、生活指導、カウンセリング、薬物治療を受けたほうがいいでしょう。
66〜80点▶	長期間（半年以上）の計画的な治療が必要でしょう。
81〜100点▶	各科の精密検査を受け、更年期障害のみである場合は、専門医での長期的な対応が必要でしょう。

出所：小山（1998）

更年期症状の分類例

自律神経失調症状	血管運動神経症状	ホットフラッシュ、発汗、冷え症、睡眠障害
	その他	動悸、頭痛、めまい、耳鳴り
精神症状		抑うつ症状、意欲低下、不安焦燥感、いらいら、記憶力減退、精神不安定
運動器官症状		肩こり、関節痛、腰痛、筋肉痛
消化器症状		腹痛、食欲不振、悪心、嘔吐、下痢
その他		目のかすみ、易疲労感、皮膚掻痒感

出所：麻生ら（2005）

時点で閉経（人工閉経）とみなされる。このように、更年期障害と診断される女性の年齢分布は広範囲にわたり、個別に状況を判断し、対応していくことが重要である。

　前述の更年期症状に加え、更年期には、女性ホルモンの低下によるコレステロール値の上昇など、動脈硬化のリスクが高まる傾向が生じることから、更年期の女性に対しては、より一層、生活習慣上の注意喚起が必要であるといえる。さらに、子どもの巣立ちや将来への不安など、心理的変化も多く起こる時期であり、総合的にQOLの向上を考えていく必要がある。

　前頁図は、簡略更年期指数（SMI）の設問と評価表である。自分でも意識しないことも多いので、簡単にチェックしてみるとよい。

　なお、閉経を経験する女性に比べればさほど急激ではないが、男性においても性ホルモンの減退現象が起こるため、それによる種々の体調不良を起こす男性も少なからずみられる。更年期症状は男性にもありうる、と理解しておきたい。更年期症状としては、肩こり、疲れやすいなどの運動器官症状や自律神経失調症状が多くみられている。

note 3　ロコモティブシンドローム
（運動器不安定症・骨粗鬆症）

　運動器症候群：ロコモティブ　シンドローム（locomotive syndrome）とは日本整形外科学会が、2007年に、新たに提唱した概念であり、運動器の障害により要介護になるリスクの高い状態を指す。
　「運動器の障害」の原因には、大きく分けて、「運動器自体の疾患」と、「加齢による運動器機能不全」がある。
1) 運動器自体の疾患（筋骨格運動器系）：加齢に伴う、様々な運動器疾患。たとえば変形性関節症、骨粗鬆症に伴う円背、易骨折性、変形性脊椎症、脊柱管狭窄症など。あるいは関節リウマチなどでは、痛み、関節可動域制限、筋力低下、麻痺、骨折、痙性などにより、バランス能力、体力、移動能力の低下をきたす。
2) 加齢による運動器機能不全：加齢により、筋力低下、持久力低下、反応時間延長、運動速度の低下、巧緻性低下、深部感覚低下、バランス能力低下など身体機能が低下する。「閉じこもり」などで、運動不足になると、これらの「筋力」や「バランス能力の低下」などと並行し、「運動機能の低下」が起こり、容易に転倒しやすくなる。

　変形性関節症と、骨粗鬆症に限っても、推計患者数は 4,700 万人（男性 2,100 万人、女性 2,600 万人）とされており（Yoshimura ら，2009）、ロコモティブシンドローム（ロコモ）はメタボリックシンドローム（メタボ）同様、国民病といってよいだろう。
　ロコモは、「メタボ」や「認知症」と並び、「健康寿命の短縮」、「ねたきりや要介護状態」の3大要因のひとつである。「加齢」や「運動不足」に伴う「身体機能の低下」や、「運動器疾患」による痛み、易骨折性（軽微な外傷による骨折）など、多様な要因があいまって、いわば「負の連鎖」により、バランス能力、体力、移動能力の低下をきたし、ついには、立って歩く、衣服の着脱、トイレなど、最低限の日

常生活動作（Activity of Daily Living：ADL）さえも、自立して行えなくなり、「健康寿命の短縮」、閉じこもり、廃用症候群や、寝たきりなどの「要介護状態」になっていくといえる。高齢に向かう人の総合的な健康を考える上では、幅広い対応策が必要で、早い時期から視野に入れておく必要がある。

　ロコモ要注意のチェック項目として、日本整形外科学会は下記の7点を挙げている。一つでもあてはまれば要注意、積極的に予防（ロコモーショントレーニング（ロコトレ）の実施など）が必要である。ロコトレは、ロコモの重症度に応じて実施法を使い分ける必要があるが、歩行機能の維持改善対策のため、「開眼片脚立ち」と「スクワット」が基本である。運動器局所の治療として、例えば、膝痛・腰痛がある場合は、それぞれ、変形性膝関節症の治療体操や腰痛体操を加えて行う必要がある（日本整形外科学会，2010a）。

〈ロコモーションチェック〉

1. 片脚立ちで靴下がはけない
2. 家の中でつまずいたり滑ったりする
3. 階段を上るのに手すりが必要である
4. 横断歩道を青信号で渡りきれない
5. 15分くらい続けて歩けない
6. 2kg程度の買い物をして持ち帰るのが困難である（1リットルの牛乳パック2個程度）
7. 家のやや重い仕事が困難である（掃除機の使用、布団の上げ下ろしなど）

（日本整形外科学会，2010b）

column 5　ロコモとメタボ
メタボ対策はロコモ対策……？

　ロコモとメタボ、いずれも比較的最近に日本で提唱された症候群である。いずれも加齢とともに生活習慣が大きく関わって生じる症候群であるといえる。いずれも非常に頻度が高く、現実的には両者が重複して存在することが多い。実際肥満は足腰の痛みのリスクファクターとなる。2005年よりわが国の運動器疾患の基本的疫学指標を明らかにし、その危険因子を同定するため、大規模住民コホート研究ROAD（Research on Osteoarthritis/osteoporosis Against Disability）プロジェクトが開始された。3年間の追跡結果では、メタボ構成要素の所持数が多いほど、ロコモで多くみられる膝変形性関節症の発症および増悪のリスクが増加することがわかった（Yoshimuraら，2012）。

膝変形性関節症とメタボリック症候群との関連

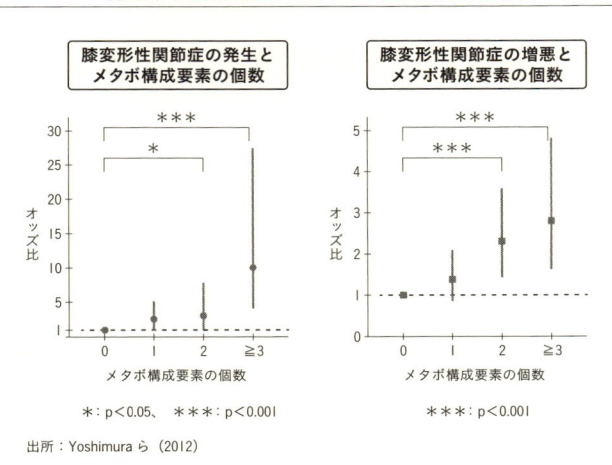

膝変形性関節症の発生とメタボ構成要素の個数
*：$p<0.05$、***：$p<0.001$

膝変形性関節症の増悪とメタボ構成要素の個数
***：$p<0.001$

出所：Yoshimura ら（2012）

　また、足腰の痛みのある者に対して、適切な運動介入、特に有酸素運動・筋トレ・ストレッチを組み合わせた運動は痛みの改善に有効で

あることが、システマティックレビューで示されている（宮地ら，2011）。一方、肥満等の生活習慣病の治療中に膝や腰の痛みが発生・増悪し、中断せざるを得ないことも少なくない。実際これらの症候群の予防・治療の運動の際には、両者についてバランスよく評価、フォローしていくことが重要である。

第2章 引用文献

- American College of Sports Medicine. (2013). ACSM's guidelines for exercise testing and prescription. Philadelphia: Lippincott Williams & Wilkins.
- Baltes, P. B. (1997). On the incomplete architecture of human ontogeny. Selection, optimization, and compensation as foundation of developmental theory. Am Psychol, 52(4), 366-380.
- Belloc, N. B., et al. (1972). Relationship of physical health status and health practices. Prev Med, 1(3), 409-421.
- Breslow, L., et al. (1980). Persistence of health habits and their relationship to mortality. Prev Med, 9(4), 469-483.
- Cappuccio, F. P., et al. (2010). Sleep duration and all-cause mortality: a systematic review and meta-analysis of prospective studies. Sleep, 33(5), 585-592.
- Caspersen, C. J., et al.(1985). Physical activity, exercise, and physical fitness: definitions and distinctions for health-related research. Public Health Rep, 100(2), 126-131.
- Chodzko-Zajko, W. J., et al. (2009). American College of Sports Medicine position stand. Exercise and physical activity for older adults. Med Sci Sports Exerc, 41(7), 1510-1530.
- Donga, E., et al. (2010). A single night of partial sleep deprivation induces insulin resistance in multiple metabolic pathways in healthy subjects. J Clin Endocrinol Metab, 95(6), 2963-2968.
- Dunn, A. L., et al. (1999). Comparison of lifestyle and structured interventions to increase physical activity and cardiorespiratory fitness: a randomized trial. JAMA, 281(4), 327-334.
- Haskell WL, et al.. Physical activity and public health: updated recommendation for adults from the American College of Sports Medicine and the American Heart Association. Med Sci Sports Exerc. 2007;39(8):1423-34.(1)
- Harridge, S. D., et al. (1999). Knee extensor strength, activation, and size in very elderly people following strength training. Muscle Nerve, 22(7), 831-839.
- Holmes, T. H., et al. (1967). The Social Readjustment Rating Scale. J Psychosom Res, 11(2), 213-218.
- Inoue, M., et al. (2005). Impact of alcohol drinking on total cancer risk: data from a large-scale population-based cohort study in Japan. Br J Cancer, 92(1), 182-187.
- Kawakami, N., et al. (1999). Development of a screening questionnaire for tobacco/nicotine dependence according to ICD-10, DSM-III-R, and DSM-IV. Addict Behav, 24(2), 155-166.
- Kobasa, S. C. (1979). Stressful life events, personality, and health: an inquiry into hardiness. J Pers Soc Psychol, 37(1), 1-11.
- Kuriyama, S., et al. (2004). Joint impact of health risks on health care charges: 7-year follow-up of National Health Insurance beneficiaries in Japan (the Ohsaki Study). Prev Med, 39(6), 1194-1199.
- Lazarus, R. S., et al. (1984). Stress, Appraisal, and Coping Springer Publishing Company.
- Lopez, A.D., et al. (1994). A descriptive model of the cigarette epidemic in developed countries. Tobacco control, 3(3), 5.
- McArdle, B., et al. (2014). Exercise Physiology, 8th edition. Philadelphia: Lippincott Williams & Wilkins.
- Mizoue, T., et al. (2008). Alcohol drinking and colorectal cancer in Japanese: a pooled analysis of results from five cohort studies. Am J Epidemiol, 167(12), 1397-1406.

- Nelson, M.E., et al. (2007). Physical activity and public health in older adults: recommendation from the American College of Sports Medicine and the American Heart Association. Med Sci Sports Exerc, 39(8), 1435-45.
- Owen, N., et al. (2004). Understanding environmental influences on walking; Review and research agenda. Am J Prev Med, 27(1), 67-76.
- Pate, R.R., et al. (1995). Physical activity and public health. A recommendation from the Centers for Disease Control and Prevention and the American College of Sports Medicine. JAMA , 273(5):402-7.
- Reynolds, K., et al. (2003). Alcohol consumption and risk of stroke: a meta-analysis. JAMA, 289(5), 579-588.
- Rhodes, R. E., et al. (2012). Adult sedentary behavior: a systematic review. Am J Prev Med, 42(3), e3-28.
- Rowe, J. W., et al. (1987). Human aging: usual and successful. Science, 237(4811), 143-149.
- Sallis, J.F., et al. (2006). An ecological approach to creating active living communities. Annu Rev Public Health, 27:297-322.
- Saris, W. H., et al. (2003). How much physical activity is enough to prevent unhealthy weight gain? Outcome of the IASO 1st Stock Conference and consensus statement. Obes Rev, 4(2), 101-114.
- Sasazuki, S., et al. (2012). Combined impact of five lifestyle factors and subsequent risk of cancer: the Japan Public Health Center Study. Prev Med, 54(2), 112-116.
- Sevick, M. A., et al. (2000). Cost-effectiveness of lifestyle and structured exercise interventions in sedentary adults: results of project ACTIVE. Am J Prev Med, 19(1), 1-8.
- Sobue, T., et al. (2002). Cigarette smoking and subsequent risk of lung cancer by histologic type in middle-aged Japanese men and women: the JPHC study. Int J Cancer, 99(2), 245-251.
- Stampfer, M. J., et al. (2000). Primary prevention of coronary heart disease in women through diet and lifestyle. N Engl J Med, 343(1), 16-22.
- US Department of Health and Human Services. (2008). 2008 physical activity guidelines for Americans., from http://www.health.gov/PAGuidelines.(最終アクセス2014年8月8日)
- WHO．(2007)．WHO「アクティブ・エイジング」の提唱：萌文社．
- Wolk, R., et al. (2007). Sleep and the metabolic syndrome. Exp Physiol, 92(1), 67-78.
- Yoshimura, N., et al. (2009). Prevalence of knee osteoarthritis, lumbar spondylosis, and osteoporosis in Japanese men and women: the research on osteoarthritis/osteoporosis against disability study. J Bone Miner Metab, 27(5), 620-628.
- Yoshimura, N., et al. (2012). Accumulation of metabolic risk factors such as overweight, hypertension, dyslipidaemia, and impaired glucose tolerance raises the risk of occurrence and progression of knee osteoarthritis: a 3-year follow-up of the ROAD study. Osteoarthritis Cartilage, 20(11), 1217-1226.
- 麻生武志．(2005)．更年期医療のコツと落とし穴：中山書店．
- 井上昌次郎．(2006)．眠りを科学する：朝倉書店．
- 内田直．(2006)．好きになる睡眠医学：講談社．
- 大熊輝夫．(2009)．やさしい睡眠障害の自己管理改訂版：医薬ジャーナル社．
- 太田博明編集．(2011)．ウェルエイジングのための女性医療．東京：メディカルレビュー社．
- 小杉正太郎ら．(2005)．ストレスマネジメントマニュアル：弘文堂．
- 小山嵩夫．(1998)．簡略更年期指数の背景とその解釈．日本更年期医学会雑誌，6 (1), 93．
- 財団法人健康・体力づくり事業財団．(2010)．アクティブエイジング全国調査2009．
- 戸山芳昭(監修)．(2011)．100kcalで考える食事指導BOOK―メタボ対策から介護食まで：

日本医事新報社.
- 中野匡子ら．(2006)．基本健康診査未受診の高齢者における生命予後へのリスク要因の検討．厚生の指標　2006年3月，53（3），26-32.
- 日本整形外科学会．(2010a)．ロコモティブシンドローム診療ガイド2010：文光堂.
- 日本整形外科学会．(2010b)．ロコモパンフレット　2010年度版．http：//www.joa.or.jp/jp/public/locomo/locomo_pamphlet.pdf（最終アクセス2014年8月8日）
- ピーター・M．フェイヤーズら．(2005)．QOL評価学　測定，解析，解釈のすべて（福原俊一＆数間恵子，Trans.）．：中山書店.
- 宮地元彦ら．(2011)．【高齢者の虚弱　評価と対策】虚弱高齢者に対する運動介入の効果．GeriatricMedicine, 49（3），319-322.
- メタボリックシンドローム診断基準検討委員会．(2005)．メタボリックシンドロームの定義と診断基準．日本内科学会雑誌，94（4），794-809.

第3章

健康行動の重要性

第2章では、健康状態に影響する種々の生活習慣について言及した。健康にいい生活習慣（行動）がわかっていても、必ずしも個々人がその通りにできるわけではない。行動自体は個人が行うものであるが、そこには、個人レベル・個人間レベル・コミュニティ、政策、環境といったより広いレベルのマルチレベルの影響があり、先人が積み重ねてきた種々の健康行動理論の理解が重要である。健康サポートを行っていく上では、人の行動に影響する諸要因についての理解が必要で、現状を評価し、長期的にいい方向にもっていくにはどうしたらいいのか、考えていく必要がある。第3章では、健康行動について、健康サポートを行う上で共通の理解が必要な健康行動理論を中心に概説する。

① 健康行動の理論
～マルチレベル・アプローチをもとに～

1-1 健康行動を促進するためのセッティング(環境・場)と働きかけのレベル

1 健康行動を促進するための2つの働きかけ

健康行動を促進するための働きかけを簡単に考えると、①坂を上っていく個人を後押しするような個人への働きかけと、②個人が上って行く坂の勾配を緩やかにする、すなわち、環境面を改善させる働きかけの2つがある（図表3-1）

図表3-1　健康行動を促進するための2つの働きかけ

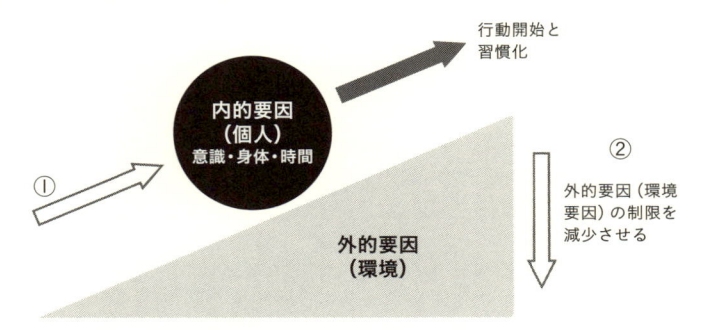

- ①：内的要因（個人）意識・身体・時間 → 行動開始と習慣化
- ②：外的要因（環境要因）の制限を減少させる
- 外的要因（環境）

個人をサポートするためには、習慣化に向け、行動開始の後押しをすると同時に、外部要因（環境）による制限を減らして、より行動を起こしやすくし、また長期的に無理なく維持していけるよう環境整備をすることが重要である。

2 個人への働きかけ

　生活習慣改善は、人の心身機能の健康状態に大きく関わる。しかし、どれだけ生活習慣を改善させる必要性を感じていたとしても、すぐに改善することができなかったり、長続きしないという現状がある。「生活習慣改善の必要性を感じながらも、一向に生活習慣を変えようとしない、もしくは変えられない場合が多いのも事実」（厚生白書1997年度版）とあるように、そうした健康的な行動の実施には個人差が存在する。また、個人の努力だけでは、本当にその人に必要な行動にいたらなかったり、誤った健康行動になる危険性も含まれる。そのために、個人の努力だけにまかせるのではなく、国の施策、地域保健など、個人をサポートするような様々な働きかけを行っていくことが重要である。

　個人の行動を望ましい方向に変化させるためには、単に健康に関する知識を伝えたり、一方的な指導をするだけでは限界がある。個人が必要性を認知し、健康行動を開始し、その行動を継続する、そして行動が停滞する・逆戻りしてしまうことを防ぐというような、一連の流れを念頭においた上で、その人にとってより効果的な方法での働きかけを行っていく必要がある。そのために、行動変容（behavioral modification）理論をふまえておくことが重要である（竹中，2008）。また、第1章で記したように、本書では健康サポートとは、個人の健康維持・健康増進にとどまらず、QOLやウェルネスアップにつながるための支援のことを示している。この際、個人が一方的に支援を受けるだけではなく、最終的には自立し、逆に周囲の人の目標とされるような段階になるまでを目指している（図表3-2参照）。

3 健康行動を促進するための働きかけのレベル

　健康行動科学の分野では、働きかけのレベルとして、1）個人レベル、2）個人間レベル、3）集団レベルとわけて、理論やモデルを分類してい

図表3-2　健康サポートを受ける参加者の役割変化

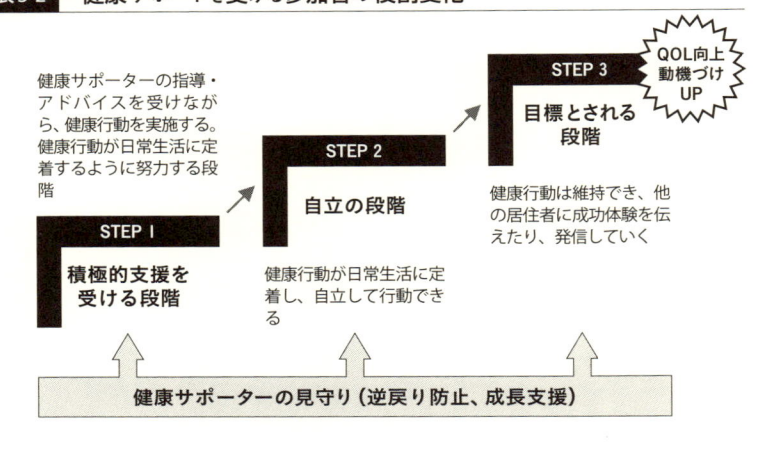

STEP 1　積極的支援を受ける段階
健康サポーターの指導・アドバイスを受けながら、健康行動を実施する。健康行動が日常生活に定着するように努力する段階

STEP 2　自立の段階
健康行動が日常生活に定着し、自立して行動できる

STEP 3　目標とされる段階
健康行動は維持でき、他の居住者に成功体験を伝えたり、発信していく

QOL向上　動機づけUP

健康サポーターの見守り（逆戻り防止、成長支援）

図表3-3　健康行動に関する様々な働きかけのレベルと理論

レベル	内容	理論
個人内	個人の特性、知識、態度、信念、性格などによるもの	・健康信念モデル ・計画的行動理論 ・変化のステージモデル ・統合行動モデル　など
個人間	家族、友人、仲間同士などの人間関係によるもの	・ソーシャルサポート理論 ・社会的学習理論　など
コミュニティ	組織、コミュニティレベルで行うもの	・コミュニティオーガニゼーション ・イノベーション普及　など
マルチレベル	上述の複数のレベルを想定したもの	・エコロジカルモデル

人を変える ↕ 環境を変える

る（Glanzら，2008）。

　最終的に変容したいのは、個人の健康行動であるが、働きかけには、個人をとりまく、このようなレベルを考え、理論を踏まえて関連する要

因を評価し、効果的な働きかけを考えていくことが必要であることに留意したい（マルチレベルアプローチ、あるいは、エコロジカルな視点（ecological perspective）という）。

このエコロジカルな視点で、健康行動理論は分類されているが、この考え方はマルチレベルアプローチとして、ヘルスプロモーションを考える際の包括的なモデルとして使用されている（エコロジカルモデル）。人間の行動は、個人・個人間・組織・コミュニティ・環境・政策といった複数のレベルの要因によって決定されるので、各レベルにおける行動変容のメカニズムをとりこんで、マルチレベルに包括的な介入を行えば、最大限の行動変容が期待できるというわけである。図表3-1をより詳細にレベル分けしたとも考えられる。

1-2 健康行動理論（Health Behavior Theory）の基礎

理論とは、事象や状況を理解する体系的な方法を意味する。そして健康行動理論とは、健康に関する行動の変容と維持に関しての理論のことをいう。健康行動理論は、健康サポートの実践においても、とても重要である。個々の例について、理論を当てはめて考え、健康行動を一般化することで、次のようなことが可能となる。

- 筋道を通して考えることができる。すなわち、直感ではなく、行動の理解に基づき、健康行動やヘルスプロモーションの介入計画をたて、その評価を行うことができる。
- スタッフ間で共通のことばで理解し、議論ができる。
- 理論とその尺度（その理論に特有のコンストラクトを表現する変数）を用いることで、対象者の現状評価と、介入計画・実行・その評価ができる。

健康行動理論を理解する際に必要な用語について次に示す。

> **概念（concept）**：理論を構築している最小単位のブロックをいう。
> **コンストラクト（constructs）**：ある特定の理論の中で使われるために開発され採用された概念のことをいう。理論ごとに、特定のコンストラクトを用いるので、共通の理解をする必要がある。そうすることで、具体的な事象を共通の枠の中で考えることができるようになる。
> **変数（variables）**：コンストラクトを操作可能にした形である。特定の状況下で、コンストラクトが具体的に測定される方法を定義する。理論に基づいたプログラムを評価する上では、コンストラクトを具体的な変数として評価している必要がある。

　健康行動やヘルスプロモーションの理論は、社会行動科学から応用されたものが多いが、さらに、健康問題を扱うので、疫学や生命科学などの知識も必要である。心理学、社会学、生態学、消費者行動、マーケティングといった様々な分野の考え方も取り入れられてきている。

　難解ではあるが、共通の理解をしておく必要があるので、モデルやコンストラクトの名称には英語を併記した。

1-3　個人レベルの健康行動理論について

1　健康信念モデル (Health Belief Model)

　ローゼンストック（Rosenstock, 1966）は、予防接種への受診行動などの分析から、ある健康行動をとるかどうかについては、その健康行動を行った時、行わなかった時に生じる「利益」と「不利益」のバランス判断に基づくと考え、健康信念モデル（Health Belief Model:HBM）を提唱した。その後、ベッカーら（Beckerら, 1975）により改訂されている。さらに、バンデューラ（Bandura）が提唱した自己効力感（Bandura, 1977）を加えて、活用されている（Championら, 2008）。以下の①〜⑦が健康信念モデルにおけるコンストラクトとなる。

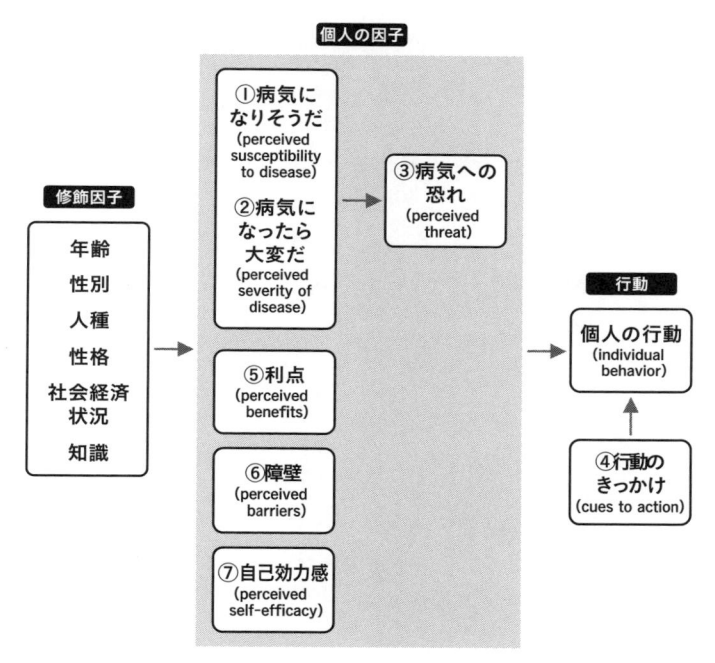

図表3-4　健康信念モデル

個人の因子
- ①病気になりそうだ (perceived susceptibility to disease)
- ②病気になったら大変だ (perceived severity of disease)
- ③病気への恐れ (perceived threat)
- ⑤利点 (perceived benefits)
- ⑥障壁 (perceived barriers)
- ⑦自己効力感 (perceived self-efficacy)

修飾因子
年齢／性別／人種／性格／社会経済状況／知識

行動
- 個人の行動 (individual behavior)
- ④行動のきっかけ (cues to action)

出所：Champion ら（2008）より一部改変

　このモデルでは、健康行動を実施するかどうかは、次のように考えることができる（図表 3-4）。
① **主観的な脆弱性**（perceived susceptibility）：このままの状態だと、病気になる可能性が高いと感じること（脆弱性とは、健康を損なう危険性に対する個人の主観的な認識、危機感をいう）。
② **主観的な病気罹患の重大性**（perceived severity）：もし病気にかかったら、重大なことになると感じること（自身がその疾病に罹患する（あるいは健康を損なう）ことを主観的にどれくらい重大なこととらえているか）。
　①②の両者によって、③**病気への恐れ**（perceived threat）が生じるこ

1　健康行動の理論

ととなる。この「病気への恐れ」は、④**行動のきっかけ**（cues to action）（医療の専門家からのアドバイス、家族・友人などの身近な人の病気、マスメディアのキャンペーンや新聞、雑誌の記事など）に後押しされ、行動を起こすことになる。

そして、実際に健康行動を起こすかどうかについては、

⑤ **健康行動の利点**（perceived benefits）：その健康行動をとることでの効果がどのくらいあると思うか。健康行動をとることのプラス面。

⑥ **健康行動の障壁**（perceived barriers）：その健康行動をとる際にどのくらい負担や面倒さ、障害があると思うか。健康行動をとることのマイナス面。

が影響を与える。つまり、⑤と⑥をはかりにかけて、「健康行動をとった方が自分にとってプラスになる」と感じられれば、人はその行動を起こしやすくなるといえる。

このように、健康信念モデルに基づくと、その人がどんな状態であるか、病気に対しての脆弱性や病気罹患に対する重大性の認知はどのようであるかを把握した上で、その人が健康行動をとることによるマイナス面を減らし、プラス面を認識できるようにすることなどの働きかけが効果的であるといえる。

しかし、個人の病気に対する認知の仕方や、病気への恐れの強さなどには個人差がある。例えば、病気に対して過剰な恐れを抱くことで、病気や健康行動自体から目を背けてしまい、行動の妨げとなることもある。逆に、健康の危機にさらされている人であっても、どんなに病気への脆弱性などを伝えても、「自分はどんなことをしていても、病気にならない」と不適切な信念を抱き、行動につながらない場合もある。よって、どんな人にも同じような情報伝達やサポートを行うのではなく、対象となる参加者のおかれている環境や性格特性などの個人要因も十分に配慮していく必要がある。

⑦**自己効力感**（self-efficacy）はバンデューラの社会的学習理論の中で取り上げられた概念である（Bandura, 1977）。バンデューラの社会的学習理論では、人が行動を起こすには、自分の行動が結果に影響を与えられ

ると思うかどうかの期待（結果期待）と、自分がその結果を得るために必要な行動ができるかどうかの期待（効力期待）の2つが関わっているとした。そして、効力期待を『自己効力感』と呼んでいる。健康行動に関する自己効力感とは、健康行動を自分がきちんと実施する自信があるかどうかについての信念である。一般的に、自己効力感が高ければ、行動を起こしやすいといわれている。自己効力感を高める方法としては、実際にその行動に対する成功体験を重ねることが有効である。その際には、確実に成功できるようなテーマから、徐々にステップアップした行動をすすめていくことが重要となる。行動の実行と成功により自己効力感が高まり、また行動が起きるという望ましい連鎖も期待できる。また、自己効力感を高めるには、直接その行動をとっていなくても、自分と似た条件の第三者が、その行動を行い、よい結果を出しているところを見る機会を与えることも有効である（坂野，2002）。健康サポーターが、参加者が健康行動を実施できると思えるような働きかけ・説得を行うことも、自己効力感を高める上で重要なポイントである。

　理論は、実際の例を当てはめて考えるとわかりやすい。個人レベルのモデルについて、同じ例を当てはめて考えてみたい。

＜症例＞
　50歳女性。160cm、85kg。専業主婦。35歳時より高血圧、40歳時より糖尿病があり、通院中。降圧薬、経口血糖降下薬を最大量服用しているが、血圧は140/90mmHg、血糖コントロールはよくない（HbA1c 8.8%）。今のところ糖尿病の合併症は生じていない。医師からは再三減量をすすめられている。

　夫は銀行員であったが、昨年末に退職。子供が2人いて、上の子は既に社会人、下の子は今年大学に入学。

　「そりゃあ、私だってもっとやせたいと思うけど。家事は忙しいし、結構一日あっという間にたってしまうんです。食事もほんと、ちょっとしか食べていない。買い物は、息子が車で連れて行ってくれることが多いの。息子たちも私の病気のことは心配してくれています。

1　健康行動の理論

> 運動？ した方がいいのはわかっているけれど、とてもする時間はないわ。自転車エルゴメーターを家に買ったらいいですって？ そんな置く場所もないし、買うお金もないわ。結構ちょこまか動いてはいますよ。
> 　食事？ やっぱり、こってりしたものは、食べたいの。子供たちの食事の準備もあるし。でも量はうーんと減らしているわ。お菓子？ 随分我慢してるんですよ、これでも。
> 　合併症？ 母が脳卒中で亡くなっているし、叔父は透析をしているし、そりゃ怖いのはわかっているけど、私がなるとは思えないわ」

⇒症例解説

　今のところ合併症はなく、"私がなるとは思えないわ"という発言にあるように、罹患の危機感は低い（①、図表3-4①に相当、以下同様）。
　"合併症？ 母が脳卒中で亡くなっているし、叔父は透析をしているし、そりゃ怖いのはわかっている"と合併症が生じたら重大である（②）ことはある程度理解している。両者から危機感（③）を十分持っているとは言えない。自分のこととして、具体的な罹患リスクを数値であげたり、一方、感情に訴えるような具体的な症例のビデオを見るなど、このままではまずいことを認識させる必要がある。
　以前運動を実施して効果をあげているので、運動すればいいことはわかっているし、お菓子を食べるのは控えている、とそうすべきであることはわかっている（⑤）（利点、どのような効果を期待しているかは、詳細を聞く必要がある）。一方、"こってりしたものは食べたい（→ダイエットをしたら好きなこってりしたものが食べられなくなる）"、"買い物は息子が車で連れて行ってくれる（→歩いていくとしたらそれを断ることになる？）""自転車エルゴメーターを置く場所がない、お金がない""家事が忙しくて時間がない"といった（⑥）障壁を感じていることがわかる。以上総合的に考えると、健康行動をとった方が自分にとってプラスになる、と心よりは思えていない状態であるといえる。
　⑦自己効力感はというと、"そりゃあ、私だってやせたいと思うけど……"の言葉の後に、私にできっこない、という気持ちがある。前回一度はやせたが、逆戻りしたことが、自己効力感を著しく下げていると思われる。また、医者

は再三すすめているが行動のきっかけ（④）にはなっていないようである。家族からの強い働きかけなど、今までとは別の方向で後押しが必要であろう。

note 4　さらに効果的な動機付けのために
～自己効力感と Locus of Control ～

　健康行動に関する研究の中で、バンデューラの自己効力感に関する理論は有名である。前述のように、バンデューラの社会的学習理論（後に彼は、自らの理論を発展させ"社会的認知理論"と呼んでいる）では、人の行動の生起には、結果期待と効力期待の2つが関わっており、効力期待に当たる部分を「自己効力感」と呼んでいる。自己効力感は、自分が実際に体験し成功体験を得たりすることだけでなく、他人の成功体験を目撃すること等でも向上することが示されている（坂野，2002）。

　環境と健康に関する研究の中でも、近隣に運動をしている人をよく見るような住環境では、住民の身体活動量が多くなることなどが示されているが、これも「あの人が毎日走っているなら、私にもできるかも」というような代理経験による自己効力感の増大と考えることができるだろう。DVDなどメディアを活用して「自分にもできそう」なシーンを見ることもよいだろう。

　また、「あなたにも運動を続けることができるからやってみましょう」というような、行動を起こすように「説得」することも、自己効力感を高めることができる。しかし、言語的な説得だけでは継続性が弱いために、「直接体験」や「代理体験」に加えて行うことが効果的である。「情動的覚醒」とは、自分がドキドキしているとか、リラックスできているかなど、自分の生理的状態を知覚することである。例えば、ランニングをしていて「疲れもせずに楽しんでやれている」という自分を知覚することで自己効力感は向上するだろう。逆に「走っていてドキドキするし、足も重い、疲れてしまって楽しくない」という自分を知覚すると、自己効力感は低下することになるだろう。

1　健康行動の理論

自己効力感を高める4つの方法

- **直接体験**
  成功体験を持つことで「またできるだろう」という期待が上昇する。

- **代理体験**
  他人が行っているのを観察することで「これなら自分にもできそうだ」と感じたり、失敗しているのをみると不安になる。

- **説得**
  言語的説得（上記2要因に加えて、行うことで自己効力感の上昇をサポートできる）

- **情動的覚醒**
  行動をしている時の自分の状態を知覚することで「これならできそう」と感じることができる。

→ 自己効力感

健康サポーターは、以上のような要素を考えて、プログラムの工夫をしていくことが望まれる。

2 変化のステージモデル／トランスセオレティカルモデル
(Transtheoretical Model:TTM)

プロチャスクら（Prochaskaら，1983）による健康行動の変容へのレディネス（準備性）に焦点をあてた理論である。このモデルは、習慣化した不健康な行動が、望ましい行動へと変容する過程を説明している。TTMは、①変容ステージ（stage of change）、②変容プロセス（process of change）、③意志のバランス（decisional balance）、④自己効力感（self-efficacy）の4つのコンストラクトで構成される。以下、それぞれについて詳しく述べる。

図表3-5　トランスセオレティカルモデル（TTM）の4構成概念

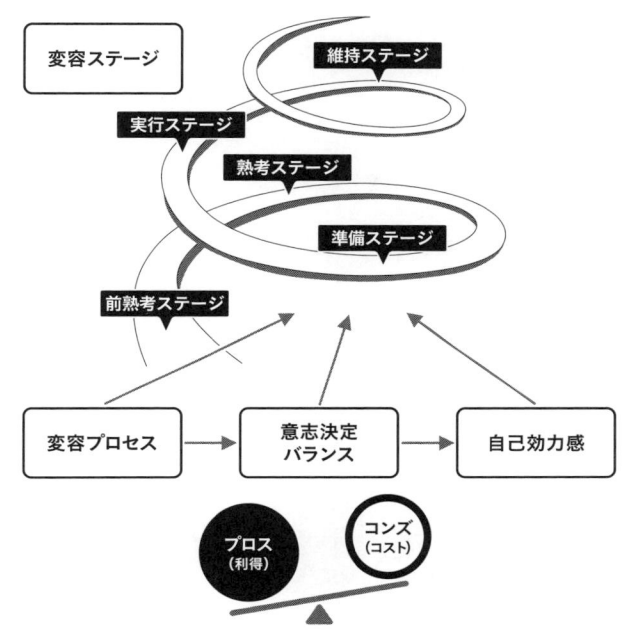

出所：竹中（監訳）（2005）より一部改変

①変容ステージ

　人が行動変容を起こして、それを維持していくまでには、以下の5つのステージを通る。

1) **前熟考期**（Precontemplation）：自分の行動を変えようとは考えていない状態。自分の健康や行動に問題があるということを受け入れなかったり否定することが多い時期。
2) **熟考期**（Contemplation）：現在は行動を起こしていないが、行動を変容させる意図がある時期。
3) **準備期**（Preparation）：近い将来に行動を起こす意図がある時期。
4) **実行期**（Action）：行動を起こしているが、まだ6ヵ月未満の時期。
5) **維持期**（Maintenance）：6ヵ月以上行動が維持できている時期。

このステージは、必ず一方向性に進んでいくというわけではなく、時には逆戻りしたり、また進んだりしていく。そのため、変容ステージはよく螺旋の図で示される。どのように進んでいくかは人それぞれであるが、維持ステージに長くいるほど、逆戻りする可能性は低くなっていくといわれている。

②変容プロセス

行動変容を促進するためのプロセスには（1）経験的（experimental）プロセスと、（2）行動的（behavioral）プロセスの2種がある。健康サポーターや参加者自身は、このような行動を維持していくための方法を把握して、行っていく必要がある。このプロセスにおける要素の概要を以下に示す。

【経験的（experimental）プロセス】
1. **意識の高揚（consciousness raising）**：その人が、新しい情報を探したり、問題行動に関する理解やフィードバックを得るための努力
2. **ドラマティックリリーフ（dramatic relief）**：変化を起こすことに関する情動的様相、しばしば問題行動に関係する激しい感情的経験を伴う
3. **自己再評価（self-reevaluation）**：問題行動に関してその人が見積もる情動的および認知的な価値の再評価
4. **環境的再評価（environmental reevaluation）**：問題行動がどのように物理的・社会的環境に影響を与えているかをその人が考えたり、評価したりすること
5. **社会的解放（social-liberation）**：代替行動をとったり、問題行動のないライフスタイルの促進が社会でどのように進んでいるかをその人が気づいたり、利用の可能性を探ったり、受容したりすること

【行動的（behavioral）プロセス】
1. **反対条件付け（counterconditioning）**：問題行動への代替行動
2. **援助関係（helping relationships）**：問題行動を変化させる試みの最中に、気遣ってくれる他者の援助を信頼し、受諾し、使用すること
3. **強化マネジメント（reinforcement management）**：問題行動を制御したり、維持する際に随伴する内容を変化させること
4. **自己解放（self-liberation）**：問題行動を変化させるために行う、その人の選択や言質のことで、誰もが変化できるという信念を含む
5. **セルフコントロール（stimulus control）刺激の統制**：問題行動のきっかけとなる状況や他の原因を制御すること

竹中（監訳）「高齢者の運動と行動変容」p.44 より　改変

③意志のバランス

Pros（変化による利得）と Cons（変化による損失）のバランスのこと。変容ステージが上がるにつれて、Pros<Cons ⇒ Pros>Cons にバランスが移行していく。

④自己効力感

その行動を「できる」という自信（見込み感）のことである（p.93, p.96 参照）。変容ステージが上がるにつれて自己効力感は高まる。

健康サポーターは、参加者がどの変容ステージに置かれているかを把握するとともに、ステージに合った変容プロセスを有効活用し、意志のバランス、自己効力感も操作・活用しながら、その人を意図的に次のステージに移行させるよう検討していくことが重要である。また、特に初期のステージでは、Pros（利得）に注意を向けさせ、自己効力感を高める介入を行うことが効果的であると言われている（竹中（監訳），2005）。

各ステージの状況と、サポートの工夫について以下に示す。

【TTMの変容ステージに応じたサポートの工夫】
1. 前熟考ステージ：現在行動を起こしてはおらず、これから6ヵ月以内に行動を変えようとする意図が全くない状態
   この段階においては、人は自身の健康や行動に問題があるという事実を受け入れなかったり、否定したりすることが多い。このステージの段階においては、①意識の高揚（Consciousness raising）（自分の抱える問題についての一般的情報を得ること）、②社会的援助（Social support）（親しい友人や家族からの支援）、③環境の再評価（Environmental reevaluation）、④社会的解放（Social-liberation）（自身の問題についての情報をより多く受け取れること）などが効果的であると考えられる。
2. 熟考ステージ：現在行動を起こしてはいないが、これから6ヵ月以内に行動を変化させる意図がある状態
   この段階においては、準備ステージに移るために、①意識の高揚（Consciousness raising）②自己再評価（Self-reevaluation）（自分が現在のままだと将来的にどうなるのか、また行動を変えたらどうなるのかをイメージさせる）、③感情的経験（Dramatic relief）脆弱性や罹患可能性の認知（問題のある健康行動を続けることで、どんなショッキングな状況となるかなどの認知）などが効果的である。また自分が望ましい健康行動について熟考しているということを、周囲の人にも理解してもらうことで、周囲の人からの支援を期待することもできる。
3. 準備ステージ：近い将来（1ヵ月以内）に行動を起こす意図がある状態
   この段階においては、①自己再評価を行い続けさせること、②周囲からの援助を求めること、が有効となる。この段階では、人々は行動変化を起こす準備ができているために、③自己解放（Self-liberation）（問題のある健康行動を変化するための選択や言動、信念）により、どのような行動を行うかなどについて考えたり、議論を始めるときでもある。

4. **実行ステージ：行動を変えているが、まだ6ヵ月未満の状態**

　この段階においては、①自己解放、②刺激コントロール（Stimulus control）（行動を起こしやすいように、環境を整えたり、問題行動が起きないように制御すること）、③強化マネジメント（Reinforcement management）（行動を強化するための工夫）、④反対条件付け（Counterconditioning）（健康に問題のある行動を他の行動に代替させる）が効果的である。

5. **維持ステージ：6ヵ月以上、行動が維持できている状態**

　この段階では、望ましい行動の実施が継続できているので、一般的には誘惑は弱く、その発生頻度も少ない。本人が問題行動のない生活を自己再評価したり、再定義づけを行い続けること、そして援助関係で得た信頼関係を保ち続けるのが効果的である。維持ステージにいる期間が増え、維持ステージにいる人が問題行動なしの生活を営んでいるという理由で、刺激コントロール、反対条件付け、および強化マネジメントのプロセスの必要性は減少していくと考えられる。

⇒**症例解説（p.95 参照）**

　この方のステージは、"身体活動を、十分（推奨量を満たすか否かで判断）行っているかどうか"で考えると、"した方がいいのはわかっているけれど、とてもする時間がない"恐らく、"ちょこまか動いている"とは言っても、そこまでは動いてはいないと思われる（ただし、正確にはもう少しヒアリングや活動量計による客観的評価などが必要）、やろうとも思ってはいないようなので、無関心期であろう。いきなり、推奨量を満たすところまでは進めないので、現状の身体活動量を評価した上で、少しでも活動量を増やせば、それなりの効果があること、じっとしている時間を減らすことも有効なこと、などの知識を与え、何ならできるかを相談していくことが必要である。

　食事については、健康的な食事をとろうとしているかどうか、という点では、未だ不十分と思われる。ステージを評価するとしたら、具体的な内容について、（例えば、1日3食食べているかどうか。毎食バランスよく食べているかどうか。野菜を日に350gとっているかどうか、などについて）聞くのが有益であり、それぞれの項目について、TTMを考慮しアプローチしていく必要がある。

③ 計画的行動理論

　計画的行動理論（Theory of Planned Behavior: TPB）は、個人の「行動しよう」という行動意図が、健康行動に最も直接的に影響しているとするモデルである。このモデルは、アイゼンら（Ajzen ら，1980）による合理的行為理論（Theory of Reasoned Action: TRA）をアイゼン（1991）がさらに発展させたものである。

　TPB では、個人が行動するかどうかは、個人の「行動しよう」という『行動意図』が重要であるとされている。行動意図は、以下の3点の影響を受ける。

① **行動に対する態度**（attitude toward the behavior）：その行動をとることがよいと思うかなど、行動に対する個人の評価。これは自分の行動が何らかの結果をもたらすという気持ちと、その結果に対する価値によってつくられていく。

図表3-6　計画的行動理論（Theory of planned behavior）

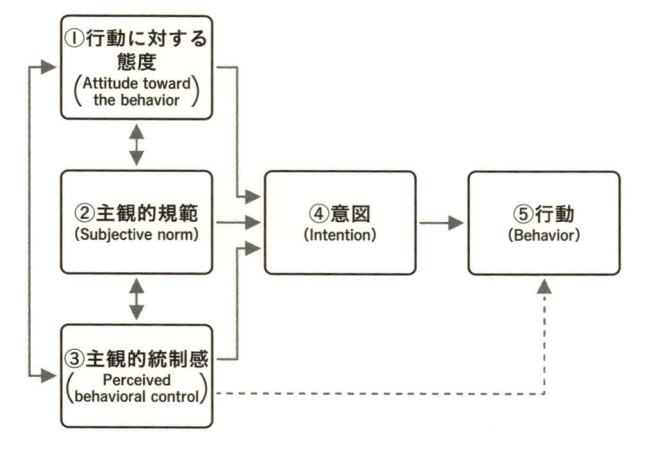

出所：Ajzen（1991）より一部改変

② **主観的規範**（subjective norm）：自分の行動に対する、他者の期待に関する認知。その人にとって重要な人（家族、友人等）が、その行動を望ましいものと考えているとしたら、それに従って自分は行動しようと思うこと。

③ **主観的統制感**（perceived behavioral control）：自分がその行動を積極的に行えば、よい結果につながるといった、自分の行動と結果に関連があると思えること。

このようにTPBに基づくと、個人が健康行動（⑤、図表3-6の⑤に相当、以下同様）をとるためには、個人の「行動しよう」という意図（④）を高めることが重要となる。個人の行動意図を高めるためには、その行動をとることに対して個人がどのような気持ちを抱いているか（態度①）、周囲の人がどのように望んでいて、その人はその期待にどうしようと思っているか（主観的規範②）を把握することが必要である。そして、行動することで、その人の健康にとってよい結果につながり、より健康になれるものなのだという信念（主観的統制感③）を高めるような働きかけをしていくことが重要となる。

⇒**症例解説（p.95参照）**

やる気の三原則　①よいことだ、②周囲の期待、③頑張れば成功しそうだ（コントロール感）、ととらえられる（松本ら, 2002）。

①"やせた方がいいのはわかっている、運動した方がいいのもわかっている"とは言っているが、具体的な効果、この人にとっての利益があると思っているかはわからない。

②主観的規範については、息子たちが病気を心配していて、その気持ちに応えたいとは思っているようではある。

③自分が努力することで結果が出せるという気持ち（自分の行動と結果が関連しているというコントロール感）が欠如していることが一番の問題。運動にせよ健康的な食事にせよ、自分が頑張ったり、努力することで結果が出せるとは思っていない。

これらより、行動に対する意志は生じていない状態で、結果的に行動は起こっていない。

①⇒具体的に説明することで、強化することができそう。
②⇒車で買い物に連れて行ってもらうのではなく、歩いて一緒に行く、運動を一緒にする、食事について協力を得る、など別の方向で協力してもらう。現在規範的信念となるような強い思いが表現されていないため、遵守の動機につながっていないようである。心配していることを具体的に表現する、健康サポーターの立場からは、家族である、夫や息子たちに彼女の病気をどう思っているかを聞き、それを本人に伝える、というのもあるだろう。
③⇒まずは、達成しやすい目標から始め、自分が努力したり頑張れば成功する、さぼってしまえば失敗するという経験をすることで、"自分が頑張ればよい結果が出せる"ということを自覚できるようにすることがよいだろう。そして、徐々にステップアップしていくのがよさそうだ。

4 統合行動モデル (Integrated Behavior Model)

健康行動理論に関する様々な理論をふまえ、近年集約的に提案されているモデルに、Integrated Behavior Model（統合行動モデル）がある。統合行動モデルでは、行動の実施のために、最も重要な要素は「行動しようとする意図（intension）」とされている。これはモチベーションそのものであるとも言え、人が行動を起こすためには、そもそもモチベーションがあることが最も重要と考えられている。統合行動モデルでは、計画的行動理論の「行動意図に影響を与える3要素（①態度（attitude）、②主観的規範（norm）、③行動への主観的コントロール（perceived behavioral control））」をさらに細かく設定し、①「態度」を「体験的（experimental）態度」と「手段的（instrumental）態度」に、②「主観的規範」を「命令的（injunctive）規範」と「記述的（descriptive）規範」に、そして③を「個人の主体性（personal agency）」として「主観的コントロール（perceived control）」と「自己効力感（self-efficacy）」に分けて考えているのが特徴である（図表3-7参照）。

①のうち、体験的態度とは、目標行動を行うという考えに対する個人の情動反応である。すなわち、その行動に対して否定的な情動反応を持つ人はその行動を行いにくく、肯定的な情動反応を持つ人はその行動を

図表3-7　統合行動モデル（Integrated Behavior Model）

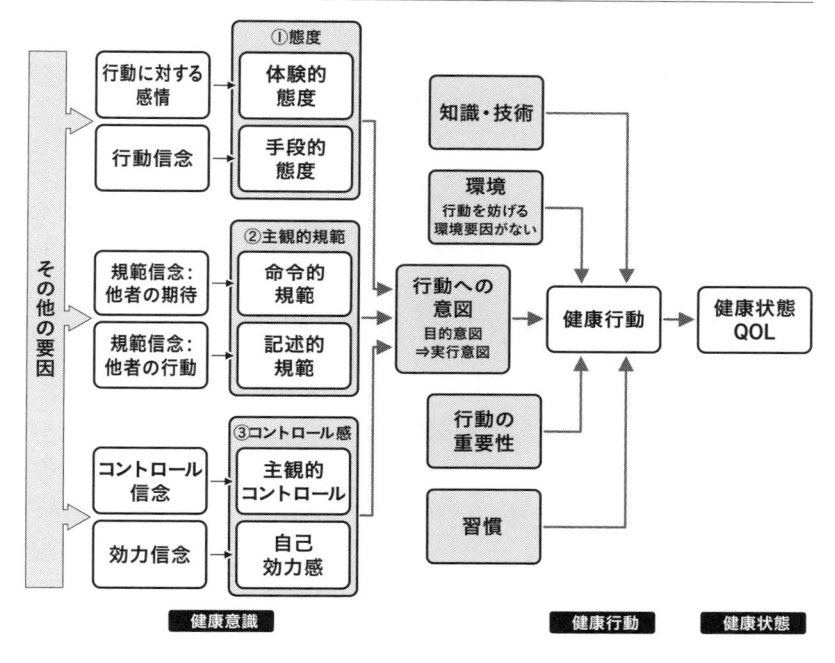

出所：Montaño ら（2008）より一部改変

行いやすい。手段的態度とは、認知に基づくものであり、目標行動の成果についての信念（その行動を起こして生じる結果についてどう思うか）である。

②のうち、命令的規範とは、他者が自分に対して「目標行動を行うべきである」と考えているかどうか、そしてそれに従おうと思うかどうかについての規範的信念である。また、記述的規範は、社会や周囲の他者が目標行動を行っているかどうかについての知覚である。

統合行動モデルの重要点をまとめると以下の通りとなる。

1. 人が行動を起こすための強い意図（モチベーション）を持っていることが最も重要である。
2. 目標行動を行うための知識と技術があること。

3. 目標行動を妨げる環境要因がないこと。
   （行動しようと思っても、それができない環境にあれば、行動を起こしにくい）
4. 目標行動がその人にとって重要（salient）であること。
5. 過去にその人がその行動をとった経験があること。
   （過去にその行動を実施した経験があれば、行動を習慣的なものにつなげやすい）

⇒症例解説（p.95 参照）

　統合行動モデル自体が、これまでの健康行動理論を統合したものでもあるので、考え方が重複する。先の例についてまとめると、次のようになる（図表 3-8）。

　体験的態度については、運動は好きではなさそうである。生活活動については、"よく動いている" と言っているが動くのが億劫なので、この方にとっては、"よく動いている" と感じているのかもしれない。追加で、例えば、「からだを動かすことをどう思うか？」「何が思い浮かぶか？」「なぜそう思うのか」を聞いたり、好きな点・嫌いな点とその理由を聞いたり、楽しめる・楽しめない理由となぜそう思うのかを聞く、などがさらに効果的である。

　手段的態度としては、身体活動の効用について、おそらく一般的には聞いたことがあるが、具体的にはわかっていない様子である。膝痛があるので運動はできない、と思っているのかもしれない。「行うことでどんな利益と損失があると思うのか？　なぜそう思うのか」を聞き、例えば、膝痛があっても方法を間違えなければ、運動は効果的であることを示すといいだろう。

　命令的規範については、「夫は自分に関心がない」と感じている様子なので、夫のためによくなろう、とは現状思っていないようである。息子たちが気にしてくれているとは思っている。誰がサポートし、誰が反対するのか？　また、なぜそう思うのかを聞き、対処する。記述的規範については、今まで母や叔父の状態を見ていたことを考えると、運動をしない生活が当たり前なのかもしれない。周りの人がどれくらい身体活動を実施しているか？　いつからそうなのか、日常の当たり前としている状況を確認し対処する。

　主観的コントロールについては罹病期間が長く、今までも減量・運動といわれ続けてきている現状を考えると、自分の行動（身体活動を行う）と結果（例

図表3-8　症例の身体活動を統合行動モデルで考える

①態度
- 運動は好きではなさそう。家事でこまごま動くのも億劫？
- 身体活動の効用、一般的には聞いたことがあるが、具体的にはわかっていない？

②主観的規範
- 息子たちは気にしてくれている。夫は妻に関心がなさそう
- 母や叔父の状態を見ていたことを考えると、運動をしない生活が当たり前

③コントロール感
- 自分の行動（身体活動を行う）と結果（例えば減量）に関連があるとは思えない
- 自分の成功経験が乏しい。代理的体験の欠如（母や叔父もできなかった）

→ 目的意図はあるが、実行意図はない

- どうしたら身体活動が増やせるかの知識、スキル
- 息子が買い物時は車で送迎。家が狭くて運動機器は置けない
- 本人の中ではsalientなものとなっていない
- 生活活動としてやってはいる認識はあるので、これならできる！と思えるかもしれない

→ 生活活動やってはいるが不十分 → 高血圧 糖尿病 肥満

健康意識　　　　　　　　　健康行動　　　健康状態

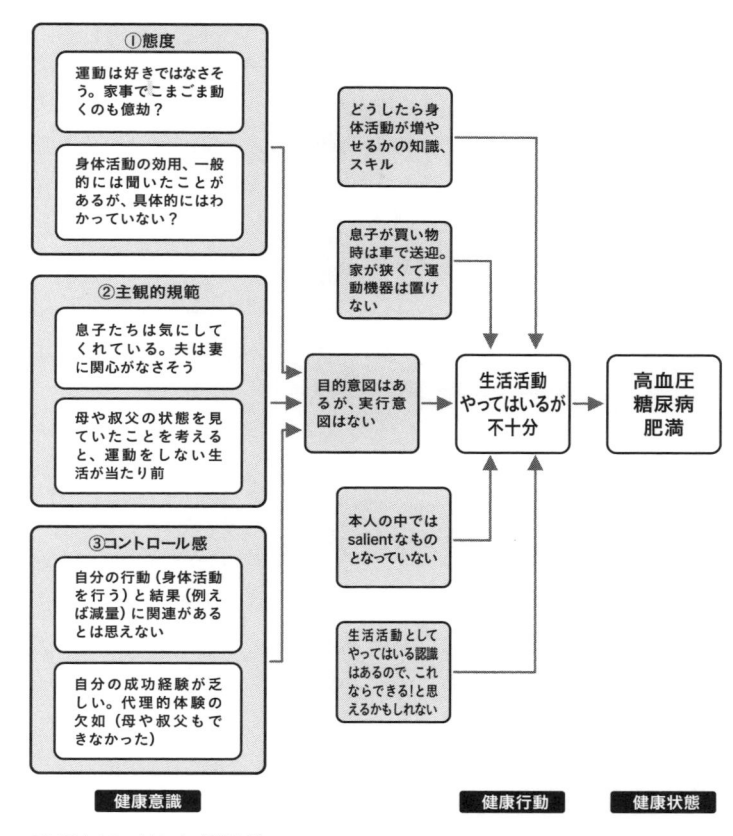

図は図表3-7に対応（一部簡易化）

えば減量・血糖コントロール）に関係があるとは思えない。今こんなに動いている（と本人は認知）のにやせられていない、という思いもあるかもしれない。まずは少しでもある程度の量の身体活動を行った際に何らかの結果を実感するという成功体験を得、コントロール感を高める必要がある。

　自己効力感についても、自己の成功体験が乏しく、また、叔父や母のできない状況を知っているので、自分にもできない、と思っている可能性がある。

1　健康行動の理論

行うことにどの程度自信があるのか、なぜそう思うのか、行う上での障害を乗り越えるには何が必要か、またなぜそう思うのか、などを確認する。目標は小さくていいので、まずは達成し、その時の体の変化を実感してもらったり、身近な成功例を示すことも重要である。

個人の健康行動を理解し、その行動を変えるためのアプローチを行う手助けとするために、多くの理論が展開されている。前述のような健康に関する理論をふまえておくことで、より効果的に、参加者の健康行動（健康に対する全体的な行動、あるいは、運動・食事・喫煙・飲酒といったそれぞれの行動）を理解し、多方面からの効果的なアプローチをすることが可能となる。

note 5　モチベーションにつながる「コントロール感」
……心理学にもう一歩踏み込んで

第3章で述べてきたように、人が健康行動をとるかどうかについては様々な理論がある。その中で、個人差の原因の一つともなるパーソナリティ特性を理解しておくことは、健康サポートをする際に役立つものとなるだろう。特にコントロール感に関する理論（前述の主観的コントロールや自己効力感も含む）などは、人の動機づけを高める際にも重要な要素であり、教育分野の研究でも盛んに研究が行われている。

「コントロール」という言葉は私たちの生活の中で、いろいろな意味で使われる言葉であり、耳にすることも多いだろう。社会心理学の分野での「コントロール」とは、「自分の意志や行動が、結果に影響を与えていると実感できる時、『コントロール感がある』状態である」という意味で用いられている。コントロール感を持てることは、人の心身の健康に直接影響を与えるとともに、人のモチベーションを高めるための重要な要素である。

実際に我々の人生においては、真の意味でコントロールできる事態はあまり多くなく、例えば死ぬこと、事故にあうということなどは、人のコントロールを超えた事態である。しかし、実際にコントロール

があるかどうかではなく、その人が「コントロールがある」と認知できること（コントロール感があること＝主観的コントロール）が、実際にコントロールがあるのと同じ効果があることがわかっている。そのため、その人が「自分が一生懸命行動すれば、よい結果がでる」と感じられるような、主観的コントロールが保てる生活をおくることができれば、生活上の様々な出来事もポジティブにとらえることもでき、ストレッサーの悪影響も少なく、心身とも、より健康な状態につながると考えられる。

　一方、一生懸命行動したからといって、いつもよい結果がでるとは限らない。時にはどんなに努力しても結果が伴わないこともあるし、あまり努力しなくてもよい結果がでることもある。この時、人は「○○だから成功した」「○○のせいで失敗した」と、自分の行動の原因や責任について自然と考えている。これを「原因帰属」と呼んでいる。この原因帰属のスタイルには個人差があるので、同じような経験をして同じような結果が得られたとしても、その原因を何だと思うかについては人によって違いがある、ということになる。エイブラムソンら（Abramsonら，1978）は、こうした原因帰属スタイルの違いを、

①内在性の次元：自分が原因と思うか（内的）、他の人・物が原因と思うか（外的）
②安定性の次元：その原因が、ずっと起こりうると思うか（安定的）、一時的なものと思うか（不安定的）
③全般性の次元：その原因が、すべてのものに関して影響すると思うか（全般的）、その出来事や課題のみに影響すると思うか（特殊的）

で説明している。これを、例えば、健康サポーターの支援の下、トレーニングを行っていた人が、自分のトレーニングがうまくいっていない・失敗した、と感じたときにどのように原因帰属を行うか、そのパターンを図表に示す。

　この表では、失敗した場合の原因帰属のみを考えているが、成功した場合の原因帰属も同じように様々なパターンがある。例えば、内的・安定的・全般的な原因帰属では「私は能力があるから成功した」と思

トレーニングがうまくいかないと感じている場合の原因帰属の様々なパターン(例)

		①内在性の次元			
		内的 (個人的な原因)		外的 (自分以外のものが原因)	
②安定性の次元		安定的 (いつもずっと)	不安定的 (その時だけ)	安定的 (いつもずっと)	不安定的 (その時だけ)
③全般性の次元	全般的 (すべてに関すること)	私は運動の能力がないから	疲れていたから	健康サポーターの指示が難しすぎたから	今日は仏滅で縁起の悪い日だったから
	特殊的 (トレーニングだけに関すること)	私にはこのトレーニングをこなす能力がないから	風邪をひいて、トレーニングをこなせる体力がなかったから	健康サポーターは、このトレーニングの評価をする時に、なんだか不公平だから	このトレーニングの回数が13回という不吉な数だったから

うだろうし、外的・不安定的・特殊的な原因帰属では「うまくいったのは、たまたまこのトレーニングが7（ラッキーセブン）だったから」と思ってしまうだろう。大まかに分けると、成功したときには内的な原因帰属ができればモチベーションの高まりにつながりやすい。失敗したときは、内的・安定的な原因帰属をしてしまうと、時に落ち込みが強すぎて、無気力となってしまうことがある。また逆に、外的・不安定的な原因帰属をしていると、失敗しても気楽であるとも言えるし、努力する気も起きなくなる場合がある。どの原因帰属のスタイルがよいと限定できるものではなく、その時の課題の状況、本人の状況など、様々な状態を考えていく必要がある。

　原因帰属の理論を基に、次のように考えてみてほしい。例えば、健康サポーターから見たら、いつもとても努力している人がいたとする。その人はいつもコツコツ努力していて、結果も出せている。しかし、自分に厳しく、ほんの少しのミスも許せない。そのような人の場合には、失敗した場合には自分を責めるような原因帰属（「私は能力がない人間だからうまくいかないんだ」というような内的・安定的原因帰属など）を行い、落ち込んでしまうことも多い。そのような場合には、健康サポーターは「今日はトレーニングには向いていない気候だったから、うまくいかなくても当然ですよ（外的な原因帰属）」や「今日

はたまたまお疲れだったみたいですね、体調が整えば取り戻せますよ（不安定的な原因帰属）」というような助言をすることで、本人のモチベーションを維持することにつながる。逆に、健康増進の必要があるのに、全く自覚のない人に対しては、「○○さんが一生懸命頑張ったから、よい結果が出ていますね（内的な原因帰属を強調する）」「今は体調管理にとてもよい時期なので、これからの長期休暇でも続けてくださいね（成功を外的・不安定的原因帰属とすることで、油断しないように助言する）」という支援の仕方が考えられる。

　適切な原因帰属をしていれば、自分の行動を反省したり、評価したりして、次の行動へのモチベーションにつながる。しかし、不適切な原因帰属をしていると、成功・失敗経験が過剰なストレッサーとなったり、モチベーションの向上にいたらなかったりする。同じ経験をしても、それがストレッサーとなるかどうかに違いが出てくる。

　このような原因帰属の理論が、人の性格特性として展開されているのがロッター（Rotter）の Locus of Control（LOC）理論である。ロッターの社会的学習理論においては、人が行動を起こすには、その結果に対する「期待：自分はその結果を出すことができる」と「価値：その結果は自分にとって重要である」という2つがそろうことが重要であると述べられている (Rotter, 1966)。

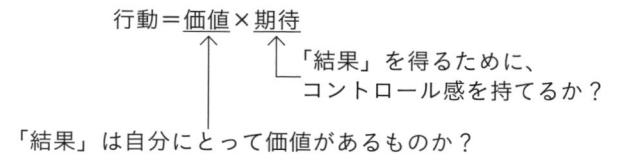

　　ロッターの社会的学習理論
　　　　　　　行動＝価値×期待
　　　　　　　　　　　↑　　↑
　　　　　　　　　　　　　　「結果」を得るために、
　　　　　　　　　　　　　　コントロール感を持てるか？
　　　　　　　「結果」は自分にとって価値があるものか？

　そして、自分が何かをして（もしくは、しなくて）、何らかの結果が生じたときに、その「結果」は、自分の能力や努力がコントロールしていると信じる者を内的統制型（Internals）、自分以外の何物か（運、偶然や専門家など）がコントロールしていると信じる者を外的統制型

（Externals）と呼んだ。同じ出来事を経験しても、コントロールの所在をどこに抱くかには個人差がある。例えば、減量に成功したときに、「私が頑張ったから減量に成功できたんだ！」と思える Internals は、成功の満足度も高く、さらに頑張ろうと健康的な行動に励むことが推測される。つまり、Internals は主観的コントロールを持ちやすいタイプであるといえる。一方で、「減量できたけど、たまたまだよね」と思ってしまうような Externals は、たとえ結果的に成功しても、それは単に偶然であると感じてしまう。そのため、成功感や満足感を抱きにくく、自発的な行動も起きにくかったりもする。

　一般的には Internals の方が健康行動を積極的にとりやすいと言われている。ただし、Internal 傾向があまりにも強すぎると、たとえ医療の専門家の指示であっても無視し、自己判断を優先してしまうという状況も考えられるので、配慮が必要である。医療の専門家や家族によって自分の健康が守られるという気持ちが強いような Externals の場合には、専門家などが適切な指示・働きかけを行うことで望ましい健康行動の実施につなげることができると考えられる。自分の健康は運・偶然によるものだという気持ちが強いような Externals の場合には、一般的には健康行動を重要視せず、リスクの高い生活習慣を送っても問題があるとは考えないという状況も想定される。そのような場合には、本人の行動と、結果となる健康状態には関連があること、よい健康行動をとればよい健康状態に、健康に悪い行動をとれば悪い健康状態になっている状況を認識させることが重要となる。

　もちろん、現実的にはどれだけ頑張っても成功が難しい場合もあるので、健康サポーターが、対象者に対して適切な原因帰属ができる目標設定をしたり、成功・失敗した場合のフォローを行っていくことが重要となる。参加者の結果に対して、このような原因帰属の理論をふまえた上での面談などでのフォローを行うことが、モチベーションを高めたり、逆戻りを避けることに有効である。健康サポーターは、参加者の LOC タイプを見極めながら介入を行うことで、さらに効果的なサポートを行っていくことができる。

また、忘れられがちであるが、ロッターの理論に沿って考えてみると、いくら「自分が頑張ればよい結果がでる」と思えたとしても、その人がその結果を価値あるものと思っていなければ行動にはいたらない。つまり、「自分が頑張ることで健康は得られるものだ」と思っていたとしても、「今の自分で満足している、減量の必要性なんか感じない。好きなものを好きなだけ食べたい」というように、減量することに価値を抱いてなければ、行動は起こしにくいし、継続も難しい。そのため、まずは減量の必要性の理解と、減量して健康になることの価値を高めるサポートが必要となる。
　健康行動に関連する心理学的理論は数多くあり、どれもがそれぞれ役立つものである。すべてを活用してサポートを行おうとすると、健康サポーター自身が混乱してしまう場合もあるので、参加者それぞれの目標や状況に合わせて、焦点の当て方を工夫して、理論の活用をしていくことが重要となる。
　健康行動とコントロールに関する理論では p.93 で紹介したバンデューラの自己効力感に関する理論も有名である。
　これまでの様々な研究では、どちらかの理論のみを用いていることが多いが、ロッターの理論における結果への価値と結果期待（Locus of Control）、バンデューラの理論における自己効力感の両方の着眼点から、健康サポートを行うことがさらに効果的であると考えられる。
　そもそも、健康に対して価値を抱いていなければ、どのようなコントロールを持っていたとしても、健康行動を起こさせることは困難であろう。健康に対して価値が持てた上で、結果について Internal な考え方ができ（結果期待：自分が頑張ればよい結果をだせる）、自己効力感があれば（効力期待：自分はその行動を実施することができる）、その人は健康行動を起こすことができる。このように、コントロールに関する理論である自己効力感、Locus of Control の 2 つの概念を活用することが、最も効果的だと著者（富田）は考えている。

1-4 健康サポートの働きかけのレベルとセッティング〜身体活動支援を例に〜

1-1で前述記したように、人間の行動は、個人・個人間・組織・コミュニティ・環境・政策といった複数のレベルの要因によって決定されるので、各レベルにおける行動変容のメカニズムをとりこんで、マルチレベルに包括的な介入を行えば、最大限の行動変容が期待できる。

「たばこコントロール」についての多様な取り組みは、エコロジカルモデルの成功例として他の行動変容を考える際にもよく引用される（第3節 p.126参照）。

身体活動支援については、米国のサリス（Sallis）や豪州のオウエン（Owen）らによって、展開され、日本でも着目されている（Owenら，2007；Sallisら，2009）。図表3-9は、身体活動に関連するエコロジカルモデルを示したものである。行動としての身体活動は、4つのドメイン（領域）、すなわち、リクリエーション、移動、職域、家庭で行う4つに分けて考えられる。そして、そのドメインに応じて、セッティング（場）が想定される。変更したいのは、最終的には個人の行動（Behavior）であるが、そのどの部分（ドメイン）に働きかけるか、どんなセッティングにアプローチできるのか、行動に影響している要因（個人・個人の環境）は何か、何が変えられるのかといったことを考えて、行動変容を促していく必要がある。また、環境や政策を整えることで、自発的にその行動が変容し、また、長期的な継続維持が行いやすくなる。

さらに、具体的なヘルスプロモーションのプログラムを考える際には、図表3-10に示したバウマン（Bauman, 2006）の概念モデルの3軸を考慮していくことで、より有効なプログラムの検討が行える。

図内の3軸は、身体活動についての介入のレベル、対象集団、および介入の提供元を表している。第1に、介入のレベルを想定する。介入には、疾病の予防や健康増進を個人に限定して促すものから社会全体に対して影響が及ぶものまである。第2に、プログラムの効果を享受する対

図表3-9　身体活動に関連するエコロジカルモデル

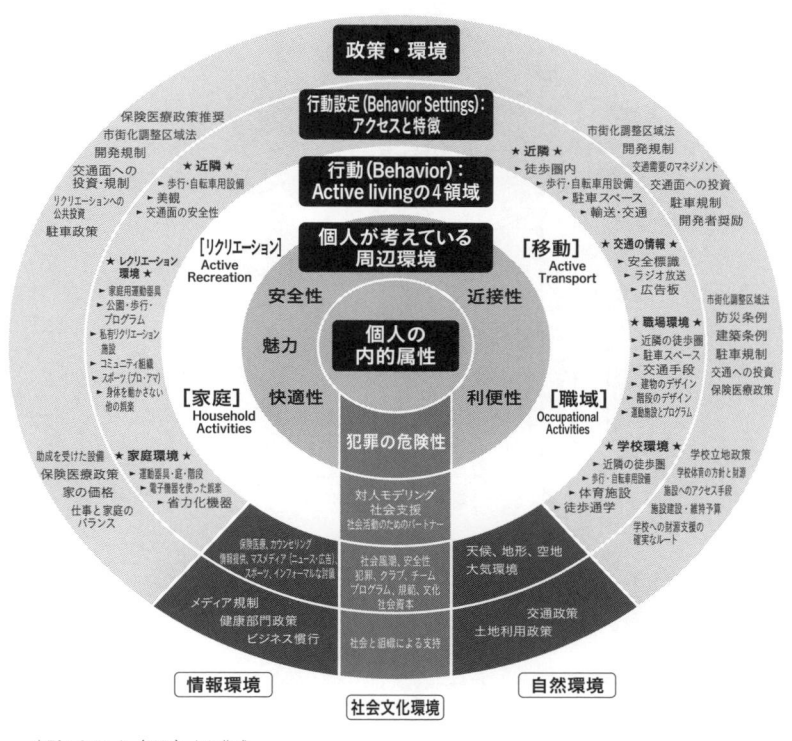

出所：Sallis ら（2006）より作成

象の規模を想定する。対象の規模は、個人（健常な人々と特にリスクの高い人々）や小グループ（家庭、職域、学校など）と比較的小規模から、地域社会全体と大規模の集団を想定する場合がある。第3に、介入の提供元や提供手段（delivery channel）を想定する。提供主体として、プライマリケアやヘルスプロモーションの専門家や運動指導に携わる者など個人レベルから政府やNGOなど組織レベルまで想定される。また、提供手段には携帯端末・インターネット、個別面接・個別指導、冊子配布、ポスター貼付、電話指導など様々である。

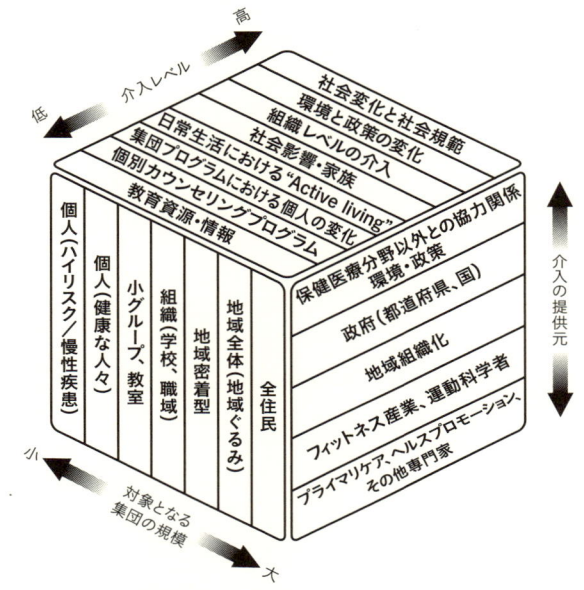

図表3-10 身体活動・運動プログラムについてのバウマンの概念的モデル

出所：Bauman（2006）より一部改変

　以上の3軸を考慮することによって、費用対効果と実効性に優れたプログラムを作りだすことが期待できる。

1-5　健康行動の階層的構造

　健康行動を考えるとき、健康という全般的な行動や、それに対する意識や態度（attitude）などがあるとともに、具体的な健康行動（例えば、身体活動だったり、その中でも1日30分速足歩きで歩くことといった、より特殊な行動について）に対応する態度、健康状態があることも認識する必要がある（Noarら2008，図表3-11）。全般的な健康行動に関する態度などが特殊な健康行動に影響を与えることもあれば、全般的な健康行動に対して積極的態度であっても、特殊な行動に対しては非積極的態度で

ある場合(例:健康は重要だと思ってはいるが、食事・栄養には関心がない)もあるので、このような点を理解しておくことも重要である。

図表3-11 健康行動の態度に関する階層的構造仮説の例

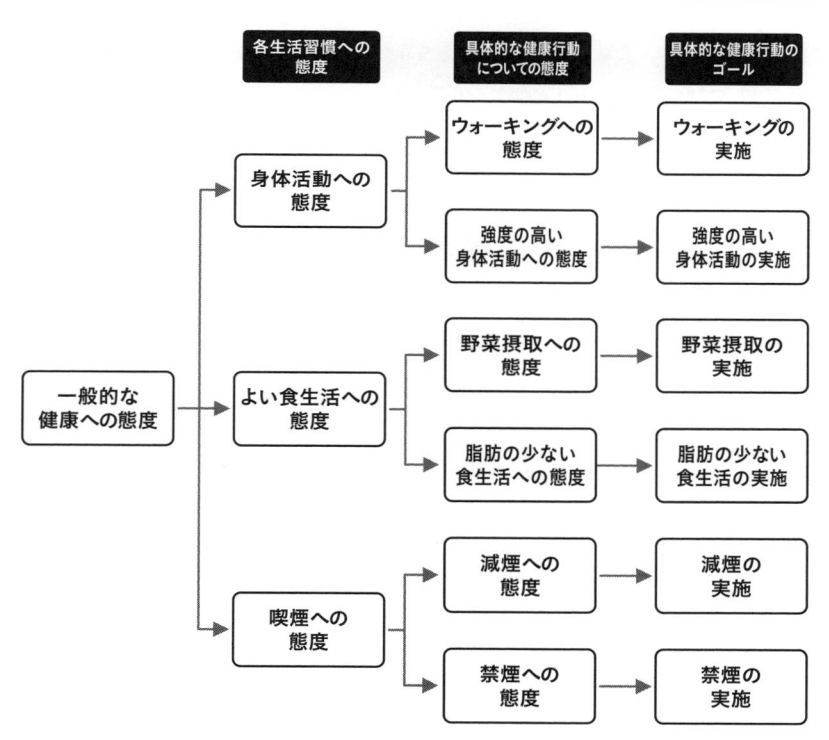

```
                          各生活習慣への      具体的な健康行動       具体的な健康行動の
                          態度              についての態度        ゴール

                                         ┌→ ウォーキングへの  →  ウォーキングの
                       ┌→ 身体活動への    │   態度               実施
                       │   態度          │
                       │                 └→ 強度の高い      →  強度の高い
                       │                     身体活動への態度     身体活動の実施
                       │
   一般的な            │                 ┌→ 野菜摂取への    →  野菜摂取の
   健康への態度 ───────┼→ よい食生活への  │   態度               実施
                       │   態度          │
                       │                 └→ 脂肪の少ない    →  脂肪の少ない
                       │                     食生活への態度       食生活の実施
                       │
                       │                 ┌→ 減煙への        →  減煙の
                       └→ 喫煙への       │   態度               実施
                           態度          │
                                         └→ 禁煙への        →  禁煙の
                                             態度               実施
```

出所:Noar ら(2008)より一部改変

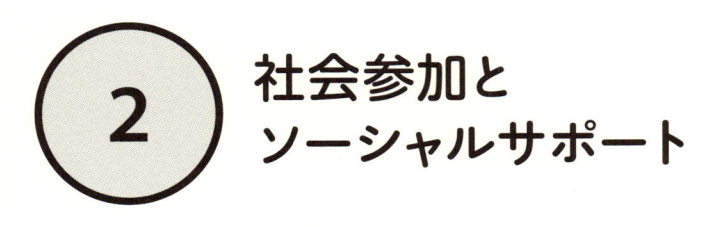

② 社会参加とソーシャルサポート

これまで述べたような個人的要因だけでなく、健康行動の実施には、地域社会との交流や人間関係の影響も大きく関わってくる。より効果的に個人の健康サポートを行うには、社会参加やソーシャルサポートといった概念をふまえておく必要がある。

2-1 社会参加の重要性

2001年のWHO総会で採択された国際生活機能分類（International Classification of Functioning, Disability and Health, ICF）が採択されたが、これは「障害を人が『生きる』こと全体の中に位置づけて『生きることの困難』として理解するという、根本的に新しい見方」に立っており、「まさに21世紀にふさわしい新しい障害観、さらには新しい健康観を提起している」といえる（上田, 2005）。つまり、ICFの概念では、人が健康かどうかというのは、単に心身の機能状態だけではなく、その人の生活上の活動がうまくできているか、また、その人が充実した人生を送ることができているかということが大きな要素である。

人の健康状態は、単に心身機能だけではなく、様々な要素の相互作用から成り立つものである。ICFでは人をマイナス面（機能制限や病気など）で位置づけるのではなく、生活機能（心身機能・身体構造、活動、参加）のプラス面（できること）に着目している。つまり、心身機能・身体構造に制限があることで、その人を「病気」ととらえ対処するのではなく、心身機能・身体構造に制限があっても日常生活の活動や社会参加を積極的に行えるように働きかけることが「健康」への介入となる。ICFの概念に基づくと、「健康」は単なる心身機能に問題がないことではなく、QOLが達成された状態であるといえる。

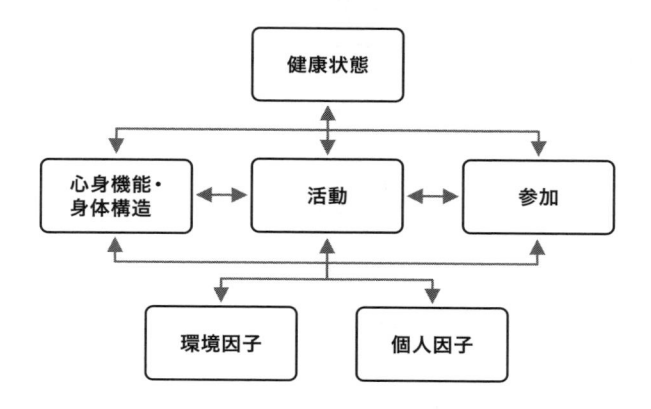

図3-12　国際生活機能分類(ICF)の構成要素

```
              健康状態
                ↕
    ┌───────────┼───────────┐
    ↕           ↕           ↕
 心身機能・    活動  ←→    参加
 身体構造  ←→
    ↑           ↑           ↑
    └─────┬─────┴─────┬─────┘
          ↕           ↕
       環境因子      個人因子
```

　たとえ高齢となり機能的な制限が生じてきたとしても、その人の「できること」に着目して、それを伸ばし、その人なりの人生の楽しみ方ができるような状態に近づけていくことが「健康」ととらえられるのである。つまり、様々な制限が生じたとしても、QOLの向上を目指した生活を送ることによって、充実した人生を過ごすことができる。逆にいえば、たとえ身体機能的に健康であっても、環境がその人に合わず、生活に困難を感じたり、余暇や趣味、コミュニティへの参加もなく社会から孤立した状態であれば、「健康」とはいえないこととなる。QOLが充実した健康を得るためには、本人の努力だけではなく、周囲からの働きかけや環境も重要な要素となっており、医療や健康サービスなどの働きかけのポイントでもあると考えらえる。

　このように、人の健康にとって、他の人と関わることやコミュニティに参加するなどといった社会参加は重要な要素の一つとなり、人の心身の健康状態とその人を取り巻く人間関係や社会参加の状態との関連については、ソーシャルネットワークやソーシャルサポートといった概念で多くの研究がなされている。

2-2 ソーシャルネットワークとソーシャルサポート

　ソーシャルサポートやソーシャルネットワークは、個人の健康に関わる要素として重要である。ソーシャルサポートは、その人が受ける他の人からのサポートのことであり、ソーシャルネットワークはその人をとりまく他の人との交流のネットワークのことである。これらは、直接的・間接的に人の健康状態を促進したり、ストレッサーからの悪影響を緩和するなど、多くの研究結果が得られている。

1 ソーシャルネットワーク

　ソーシャルネットワークとは、人の人間関係量であり、規模（親しい友人数、互いに行き来する近隣数など）と頻度（友人等との電話数／月、友人等と会う・外出する回数／月など）がある。ソーシャルネットワークも人の健康状態等に大きな影響を与える。ソーシャルネットワークと健康の関連を最初に明らかにしたのは、バークマン（Berkman）らによる米国人の30歳から69歳までの男女の9年間の追跡調査である。ソーシャルネットワークと死亡率に関係があることを見いだしている。性別、年齢を問わず、豊かなネットワークの中で生活している人は、そうでない人よりも死亡率が低く、健康で長生きするという結果が得られている（図表3-13）（Berkmanら，1979）。

　バークマンらはカリフォルニア州アラメダ郡の30〜69歳の男女4,725名を9年間にわたり追跡調査した結果、豊かなソーシャルネットワークの中で生活している人ほど、死亡率が低いことを明らかにした。

　しかし、一方で、人は高齢になるほどに孤立しやすいという現状もある。高齢生活白書（2011年）の報告によると、日本において高齢者のいる世帯は全体の4割程度で、そのうち「単独」「夫婦のみ」の世帯が過半数となっている。そして、子どもとの同居は減少し、諸外国と比べる

図表3-13　ソーシャルネットワークの多さと死亡率との関係

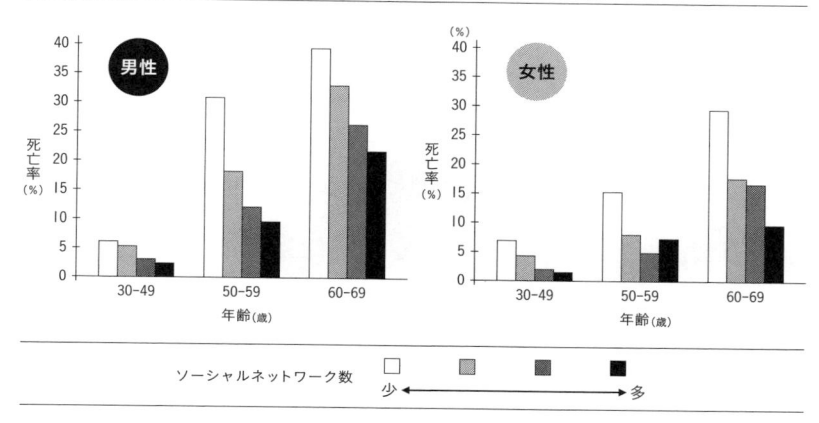

出所：Berkman ら（1979）

と別居している子との接触頻度が低い人が多い。人が孤立することは、社会参加が抑制されることにつながり、結果として、その人の QOL が低下することにもつながると考えられる。

2　ソーシャルサポート

　ソーシャルサポートとは、キャプラン（Caplan, 1974）が提示した概念で、「人が人生上の危機に遭遇したとき、その人を取り巻く家族や友人のサポートがその個人を支えるのにきわめて重要であることや、地域の特性がその地域の住民の精神保健に大きな影響をあたえること、すなわち、地域の連帯や結びつきの強いところほど、地域住民の精神保健が促進される」と述べられており、ソーシャルサポートも人の健康に大きな影響を与える。

　ソーシャルサポートが心身の健康状態に影響を与えるということは、日本においても多くの研究結果が得られている。野口によるソーシャルサポートの研究においては、大きく分けてサポートの種類は2つあげられている。一つは困っている時に精神的に支えてくれる相手がいるかな

どの情緒的サポートであり、もう一つは具合が悪い時に面倒を見てくれる相手がいるかなどの手段的サポートである（野口，1991a；野口，1991b）。

> 情緒的サポート：愛情、共感を示す、励ますなどの精神的なサポート
> 手段的サポート：技術や情報提供、物質的・金銭的援助などの直接的サポート

周囲の人たちからのサポートは人の心身の健康状態に影響を与えている。これまでの多くの研究結果から、ソーシャルサポートは、不安や抑うつ、孤独感、バーンアウト、職務ストレス、各種の精神疾患、慢性疾患、虚血性心疾患（心筋梗塞や狭心症）、がんの罹患率や死亡率、さらに幸福感、生きがい感、QOLなどに対し、直接的、間接的によい影響をもたらすことが見いだされている（日本健康心理学会，2002）。

前述のように、ソーシャルネットワークが大きい方が望ましいが、ネットワーク資源の中には個人に悪影響を与えるものも含まれ（例えば、電話数が多くとも嫌な内容の電話であったら、逆にストレッサーとなりうる）、ネットワークの質の評価まではなされないため、個人の健康との関係をみる際には、ソーシャルサポートと併せて検討することが重要となる。

健康へのサポートとして、ソーシャルサポートのような資源を活用するには、本人にとってどのようなソーシャルサポートが必要となるか、また、実際に利用可能なサポート資源を明らかにし、本人がソーシャルサポートを効果的に利用できるように働きかけることが重要となる（松本，2002）。

しかし、アクティブエイジングの観点で考えていくと、たとえ高齢になったとしても、周囲からのサポートを受け続けるのではなく、自らが周りの人のサポート資源となるような関わりができることも重要となる。例えば、増地ら（2001）は将来的に、高齢者の抑うつの関連要因に関する研究において、情緒的サポートや期待できる手段的サポートは多

いほど、またそれに満足しているほど抑うつ傾向は低い（＝Well-being が高い）が、実際に受けた手段的サポートが多いほど抑うつ傾向が高いということが報告されている。周囲の人にサポートを提供できる見込みが少なく、自分だけがサポートを受けている状況下では、自尊心の低下を招く可能性がある。逆にいえば、他者にサポートを提供することは、高齢者のWell-beingを高めることにもつながる（Krauseら，1992；金ら，1999）。人間にとって、高齢になっても誰かの役に立てているという実感が持てることも重要となることを忘れてはならない。

3 コミュニティレベル
~マルチレベル・アプローチの中でのコミュニティ~

これまでの研究においては、個人の健康行動は、それを取り巻く重層的な環境要因のなかで決定されるとされてきた。例えばマクレロイら（Mcleroyら, 1988）は、そうした影響要因について、下記の5レベルに整理して提示した（図表3-3においては、各レベルにおける健康行動理論を紹介してあるが、下記の表では、各レベルの影響要因をまとめている）。

この分類によれば、コミュニティは、「個人内・個人的レベル」「個人間レベル」を取り巻く「コミュニティ・地域レベル」に位置づけられる。この「コミュニティ・地域レベル」は、さらに、「組織要因」「コミュニティ・地域要因」「公共政策的要因」に分けられており、コミュニティは、

図表3-14　健康行動に関する5つのレベルの影響要因

概念		定義
個人内・個人的レベル		行動に影響する個人的な特徴、知識、態度、信念、性格など
個人間レベル		社会的アイデンティティ、社会的支援、社会的役割を提供する関係性と基礎的集団。家族、友人、仲間（ピア）など。
コミュニティ・地域レベル	制度的要因	推奨された行動を推進あるいは強制する決まりごとや規則
	コミュニティ・地域要因	個人、集団、組織の間に存在するフォーマルあるいはインフォーマルなソーシャルネットワークや社会的規範、基準
	公共施策的要因	疾病予防、早期発見、疾病管理に関する自治体や国の政策や法律

出所：福田ら（2008）より一部改変。原文はMcleroyら（1988）

「個人、集団、組織の間に存在するフォーマルあるいはインフォーマルなソーシャルネットワークや社会的規範・基準」として、国や自治体の法規や政策、および、推奨された行動を推進あるいは強制する法規や政策と並ぶ、重要な環境影響要因とされている。なお、1-4節では、「身体活動に関連するエコロジカルモデル」の図を提示した（p.117、図表3-9）が、そこで示された、"近隣""レクリエーション環境""家庭環境""職域環境"などの「行動設定（Behavior Settings）」のドメインがこの「コミュニティ・地域要因」にあたる。

例えば、喫煙者に禁煙行動を促すための各レベルの要因をあげると、以下のようになる。

このように、単に、個人を対象とした健康指導をするのではなく、個人の行動に影響する法律などの政策、およびコミュニティをはじめとした個人を取り巻く環境を考慮すること、そして場合によってはその要因に介入することが、健康行動を考える際に必要である。

逆に言えば、コミュニティのあり方によって、そこに所属する個人の

図表3-15　禁煙行動を促す各レベルの影響要因の例

レベル		例
個人内・個人的レベル		健康が悪化して禁煙を決意した。
個人間レベル		家族に言われて禁煙を宣言した。
コミュニティ・地域レベル	制度的要因	会社やマンション内での喫煙が禁止された（規約等で明記）。
	コミュニティ・地域要因	隣近所やサークル内において、路上タバコの禁止や禁煙が申し合わせられ、喫煙すると白い目でみられるため喫煙をやめた。
	公共施策的要因	路上喫煙の禁止や分煙に関する条例が施行された。 増税になって購入ができなくなり喫煙をやめた。

健康行動も影響を受けるのである。実際我々が2010年度に行った健康と住環境に関する質問紙調査でも、"運動する人を多く見かける環境"にいる人は、余暇時間の身体活動量が多い傾向があることがわかっている（小熊ら、2011）。これらの相互作用をより詳細にわかりやすく図示したのが図表3-16である。

　例えば、たばこ税が増税されたとしても（制度的要因）、喫煙者が、喫煙者ばかりの職場、さらに分煙の徹底していない職場に所属している場合では喫煙しやすく、そうでない場合には喫煙しにくいと考えられる（仕事における組織的関係）。

　また、朝起きればみんながラジオ体操をしていたり、住宅前の歩道を多くの人がランニングしていたりするような環境、そして、さらにそれがサークル等の形で組織化され、お互い誘い合うような環境に住んでいれば（近隣やコミュニティにおける組織的関係）、その人がよい運動習慣を持つようになる可能性は高くなると考えられる。

　具体的なコミュニティレベルの理論については、第4章で詳細を説明する。

図表3-16　個人／集団の健康を取りまくマルチレベルの相互作用

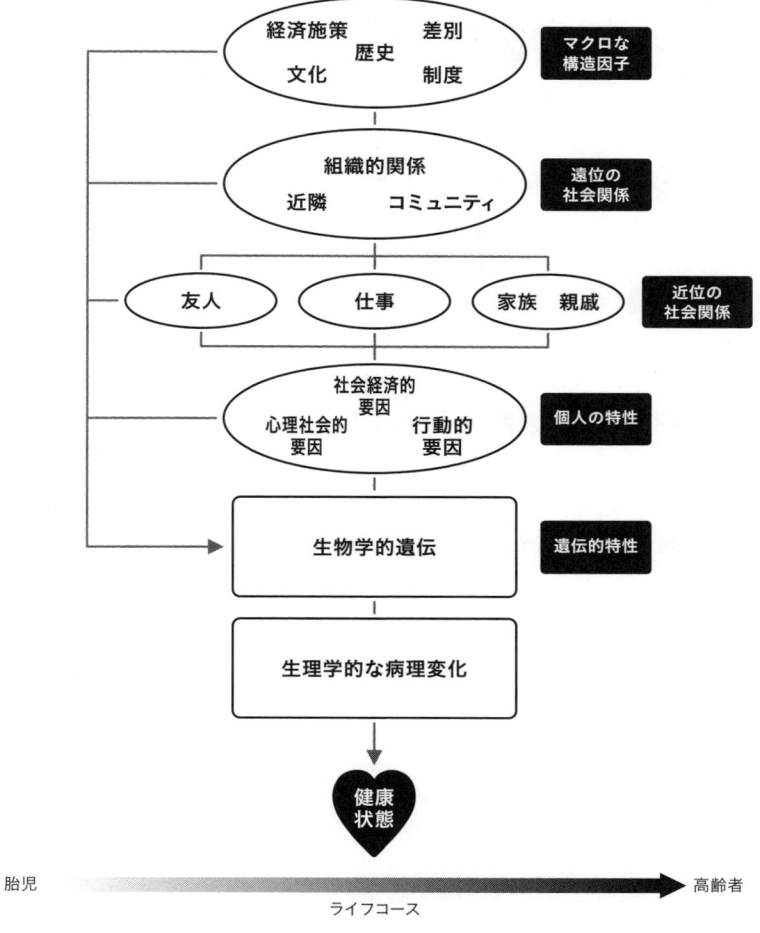

- マクロな構造因子：経済施策　差別　歴史　文化　制度
- 遠位の社会関係：組織的関係　近隣　コミュニティ
- 近位の社会関係：友人　仕事　家族　親戚
- 個人の特性：社会経済的要因　心理社会的要因　行動的要因
- 遺伝的特性：生物学的遺伝
- 生理学的な病理変化
- 健康状態

胎児 ← ライフコース → 高齢者

出所：川上ら（2006）より一部改変。原文は Kaplan（2004）

④ 健康行動促進のための実践モデル

　健康行動の理論を研究や実践に活かすために、多くのモデル（フレームワーク）が開発されている。中でも、公衆衛生の場で比較的多く使われている、プリシード・プロシードモデルと、今後の汎用が期待されるRE-AIMを紹介する（詳細は引用文献等を参照のこと）。

4-1 ｜ プリシード・プロシードモデル

　1970年代にグリーン（Green）らがPRECEDE（Predisposing, Reinforcing, and Enabling Constructs in Educational/Environmental Diagnosis and Evalustion）の枠組みを開発、1991年にPROCEED（Policy, Regulatory, and Organizational Constructs in Educational and Environmental Development）の枠組みが加えられた（Greenら，1999；Gielenら，2008、図表3-17）。さらに、2005年に生活習慣だけでなく公衆衛生の諸問題に応用可能な、エコロジカルな視点、および遺伝的要素が加えられた。図表3-17のように、4つの計画期と、一つの実行期、3つの評価期より構成される。それぞれの期に必要な健康行動科学の理論が用いられている。

4-2 ｜ RE-AIM

　健康増進の介入を行った際の評価を行う際に有用な枠組みとして、RE-AIMがある（Glasgowら，1999）。これは、Reach, Effectiveness, Adoption, Implementation, Maintenanceの略であり、そのプログラムが上手く機能したかどうかを各次元に分けて評価し、総合的に検討するものである。プログラムの有効性だけでなく、参加率、継続性等も鑑みて、その集団全体にとって、プログラムがどれだけ功を奏したかを測るものである。

図表3-17　健康行動促進のための実践モデルの例（PRECEDE-PROCEEDモデル）

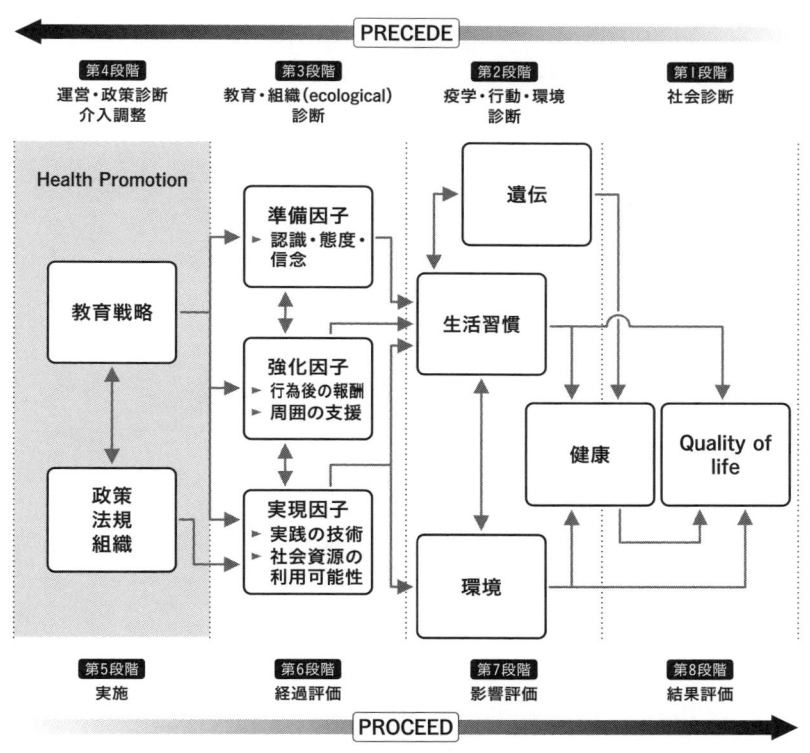

PRECEDE →

第4段階	第3段階	第2段階	第1段階
運営・政策診断 介入調整	教育・組織(ecological) 診断	疫学・行動・環境 診断	社会診断

Health Promotion

- 教育戦略
- 政策 法規 組織

- 準備因子
  - 認識・態度・信念
- 強化因子
  - 行為後の報酬
  - 周囲の支援
- 実現因子
  - 実践の技術
  - 社会資源の利用可能性

- 遺伝
- 生活習慣
- 健康
- Quality of life
- 環境

第5段階	第6段階	第7段階	第8段階
実施	経過評価	影響評価	結果評価

← PROCEED

出所：Gielen ら（2008）より一部改変

　Reach とはどれだけの人に到達できたか、すなわち、適用条件を満たす人のうちの参加率および、参加者の集団代表性で表される。

　Efficacy とは、参加した人の中での効果、すなわち、結果指標（通常プライマリアウトカム）への効果、およびより高次の QOL、副作用（介入を行ったことによるネガティブな影響）で表される。

　Adoption とは、各セッティングの参加率と参加セッティングの集団代表性をいう。例えば、多くの診療所で行う、患者さんへの介入であれば、適用条件を満たす診療所のうち、実際参加した診療所の割合、およ

び参加診療所が全体の診療所特性と異なっていないかどうかということとなる。

　Implementation とは、計画したとおりに実行がなされているか否かの遵守具合、および、実行に関わる時間・経費のことである。

　Maintenance とは、1）個人レベルで、長期的な視点（6ヵ月以上）で、その介入が継続されているか、2）個人レベルで、効果が軽減していないかどうか、3）セッティングレベルで、継続して行われているか、やり方が守られているかどうか、ということである。

第3章 引用文献

- Abramson, L. Y., et al. (1978). Learned helplessness in humans: critique and reformulation. J Abnorm Psychol, 87(1), 49-74.
- Ajzen, I. (1991). The Theory of Planned Behavior. ORGANIZATIONAL BEHAVIOR AND HUMAN DECISION PROCESSES, 50, 12.
- Ajzen, I., et al. (1980). Understanding attitudes and predicting social behavior.: Englewood Cliffs, NJ: Prentice-Hall.
- Bandura, A. (1977). Self-efficacy: toward a unifying theory of behavioral change. Psychol Rev, 84(2), 191-215.
- Bauman, A. (2006). Physical activity and exercise programs (Bouchard, C, Blair, S.N., & Haskell, W.L. Eds, Physical activity and Health. Human Kinetics.)
- Becker, M. H., et al. (1975). Sociobehavioral determinants of compliance with health and medical care recommendations. Med Care, 13(1), 10-24.
- Berkman, L. F., et al. (1979). Social networks, host resistance, and mortality: a nine-year follow-up study of Alameda County residents. Am J Epidemiol, 109(2), 186-204.
- Caplan, G. (1974). Support systems and community mental health. NewYork: Behavioral Publications.
- Champion, V. L., et al. (2008). The health belief model (Glanz, K., Rimer, B. K. & Viswanath, K. Eds. Health Behavior and Health Education: Theory, Research, and Practice, 4th ed): John Wiley & Sons.
- Gielen, A.C., et al. (2008). Using the PRECEDE-PROCEED model to apply health behavior theories. (Glanz, K., Rimer, B. K. & Viswanath, K. Eds. Health Behavior and Health Education: Theory, Research, and Practice, 4th ed): John Wiley & Sons. p. 407-.
- Glasgow, R. E., et al. (1999). Evaluating the public health impact of health promotion interventions: the RE-AIM framework. Am J Public Health, 89(9), 1322-1327.
- Green, L., et al. (1999). Health Promotion Planning: An Educational and Ecological Approach (3rd ed.): McGraw-Hill.
- Haskell, W.L., et al. (2007). Physical activity and public health: updated recommendation for adults from the American College of Sports Medicine and the American Heart Association. Med Sci Sports Exerc,39:1423-1434.
- Kaplan, G. A. (2004). What's wrong with social epidemiology, and how can we make it better? Epidemiol Rev, 26, 124-135.
- Koizumi, Y., et al. (2005). Association between social support and depression status in the elderly: results of a 1-year community-based prospective cohort study in Japan. Psychiatry Clin Neurosci, 59(5), 563-569.
- Krause, N., et al. (1992). Providing support to others and well-being in later life. J Gerontol, 47(5), 300-311.
- McLeroy, K. R., et al. (1988). An ecological perspective on health promotion programs. Health Educ Q, 15(4), 351-377.
- Montano, D.E., et al. (2008). Theory of reasoned action, theory of planned behavior and the integrated behavioral model. (Glanz, K., Rimer, B. K. & Viswanath, K. Eds. Health Behavior and Health Education: Theory, Research, and Practice, 4th ed): John Wiley & Sons. p. 67-.
- Morgan, D. L., et al. (1991). Role reversals in the exchange of social support. J Gerontol, 46(5), S278-287.

- Noar, S. M., et al. (2008). Applying health behavior theory to multiple behavior change: considerations and approaches. Prev Med, 46(3), 275-280.
- Owen, N., et al. (2007). Neighborhood walkability and the walking behavior of Australian adults. Am J Prev Med, 33(5), 387-395.
- Prochaska, J. O., et al. (1983). Stages and processes of self-change of smoking: toward an integrative model of change. J Consult Clin Psychol, 51(3), 390-395.
- Rosenstock, I. M. (1966). Why people use health services. Milbank Mem Fund Q, 44(3), Suppl:94-127.
- Rotter, J. B. (1966). Generalized expectancies for internal versus external control of reinforcement. Psychol Monogr, 80(1), 1-28.
- Sallis, J.F., et al. (2006). An ecological approach to creating active living communities. Annu Rev Public Health, 27:297-322.
- Sallis, J. F., et al. (2009). Physical activity and food environments: solutions to the obesity epidemic. Milbank Q, 87(1), 123-154.
- U.S. Department of Health and Human Services, National Institute of Health. Theory at a glance. A guide for health promotion and practice. (2005)
- 上田敏．(2005)．ICF（国際生活機能分類）の理解と活用―人が「生きること」「生きることの困難（障害）」をどうとらえるか：きょうされん．
- 小熊祐子ら（2011）　三井不動産株式会社　健康増進のための住宅づくり調査　（株式会社三菱総合研究所平成22年度経済産業省委託事業　平成22年度医療・介護等関連分野における規制改革・産業創出調査研究事業（医療・介護周辺サービス産業創出調査事業）報告書、p124-127）
- 川上憲人ら．(2006)．社会格差と健康―社会疫学からのアプローチ：東京大学出版会．
- 金恵京ら．(1999)．高齢者のソーシャル・サポートと生活満足度に関する縦断研究．日本公衆衛生雑誌，46（7），9．
- 坂野雄二ら．(2002)．セルフ・エフィカシーの臨床心理学：北大路出版．
- 下仲順子ら．(1996)．中高年期に体験するストレスフル・ライフイベントと精神的健康．老年精神医学雑誌，7（11），1221-1230．
- 竹中晃二．(2008)．行動変容　健康行動の開始・継続を促すしかけづくり：財団法人　健康・体力づくり事業財団．
- 竹中晃二（監訳）　PatriciaM. Burbank, D. R.（2005）．高齢者の運動と行動変容　トランスセオレティカル・モデルを用いた介入：ブックハウスHD．
- 日本健康心理学会（編）．(2002)．健康心理学概論．
- 野口裕二．(1991a)．高齢者のソーシャルサポート―その概念と測定．社会老年学，p37-48．
- 野口裕二．(1991b)．高齢者のソーシャルネットワークとソーシャルサポート―友人・近隣・親戚関係の世帯類型別分析．老年社会科学，13，89-105
- 福田吉治ら（監修）．(2008)．一目でわかるヘルスプロモーション：理論と実践ガイドブック：国立保健医療科学院．
- 増地あゆみら．(2001)．高齢者の抑うつとその関連要因についての文献的考察　ソーシャルサポート・ネットワークとの関連を中心に．日本公衆衛生雑誌，48（6），435-448．
- 松本千明．(2002)．医療・保健スタッフのための健康行動理論　実践編：医歯薬出版株式会社．

第4章

コミュニティと健康

東日本大震災を契機として、「コミュニティ」や「絆」といった、人と人との"つながり"の重要性が再認識されるようになってきた。こうした"つながり"は、社会の基盤となるだけではなく、健康や生きがいとも密接に関連している。本章では、特にコミュニティの概念に着目して健康との関連を述べるとともに、健康を支えるコミュニティの「つくりかたに」ついても言及する。その際、「コミュニティ・オーガニゼーション」などの既存の理論について、国内の事例を多く取り上げながら解説する。

① ヘルスプロモーションにおけるコミュニティづくりの理論

1-1 コミュニティ概論

1 コミュニティとは

　「コミュニティ」という言葉は、近年、様々な場面で使われるようになってきた。それは、2010年に流行語となった「無縁社会」に象徴されるように、個々人が自分の利益・幸せを優先して追い求める社会の中で、家族や地域などの"つながり"があれば防ぐことのできたであろう孤独死などの事件が相次いでいることへの危機感と無関係ではない。そして東日本大震災を契機として、失われた、ないし失われつつある「コミュニティ」をいかに再生していくか、ということが、社会全体にとって一つの重要な関心事となっている。

　「コミュニティ」とは何であろうか。それは私たちにとってどのような意味を持つのであろうか。実は「コミュニティ」の定義は研究者によって様々であり、「それがいったい何を意味しているかについては未だに明確ではない」とされる（金子ら, 2009）。人によっても「コミュニティ」によって喚起されるイメージは様々であろう。身近な自治会や町内会の活動がそれにあたるのか、スポーツや音楽などの、気の合う仲間で集ってのサークル活動なのか、NPO の活動なのか、それとも、映画やドラマ等で描かれてきた、三軒両隣はみな知り合いの"古き良き"地域社会の人のつながりを指すものなのか。イメージはできるが、その実体は、なかなか定義しづらい。しかし、これまでの議論の中で、その最大公約数のような特徴を抽出することは可能である。

　例えばヒラリー（1955）は、先行研究における 94 のコミュニティの定

義を検討した結果、そこに「①地理的領域」「②社会的相互作用（人々が相互に影響を与え合うこと）」「③共通の絆や結合要因（目的や手段、規範など）」という共通性を見いだしている。また、広井ら（2010）は、「暫定的な理解」として「人間が、それに対して何らかの帰属意識をもち、かつその構成メンバーの間に一定の連帯ないし相互扶助（支え合い）の意識が働いているような集団」としている。そしてそこには「『内部』的な関係性と、『外部』との関係性」という本質があるとする。このように、単に「人の集まり」を指すのではなく、そこに、メンバーが何らかの関心事やルールを「共有」している（金子ら, 2009）ということが、「コミュニティ」の最も基本的な要件であるといえるだろう。何かを「共有」するということは、すなわち、そこにメンバー間の一定の関係性が働いているということであり、かつ必然的に外部との境界線が引かれることとなる。本章では、こうした理解でコミュニティをとらえていく。

2 コミュニティの類型—「地縁コミュニティ」と「テーマコミュニティ」—

一口に「コミュニティ」といっても、そのすべてが同様の形態となるわけではない。これまで、コミュニティに関連して、いくつかの概念的な類型が示されてきた。

古典的な概念として有名なのがテンニエス（Tönnies, 1957）の「ゲマインシャフト」と「ゲゼルシャフト」である。「ゲマインシャフト」とは、血縁や空間的・精神的に近しい者同士などにみられる、「有機的」な、人間の「本質意思」に基づく関係性であり、「ゲゼルシャフト」とは、特定の目的によって形成される、「機械的」な、人間の「選択意思」に基づく関係性である。そして近代化や産業化によって、社会の関係性のあり方が「ゲマインシャフト」から「ゲゼルシャフト」へと変化してきたとされる。

また、マッキーヴァー（MacIver, 1924）は「コミュニティ」と「アソシエーション」の対比を提示した。マッキーヴァーによれば、「コミュニティ」は村や町などの一定の範囲における「人間存在の共同生活」であ

り、「アソシエーション」は特定の目的にもとづいて明確につくられる「社会生活の組織体」である。「アソシエーションは部分的であり、コミュニティは統合的である」とされるように、「アソシエーション」は「コミュニティ」と排他的な概念ではなく、コミュニティに包含される「部分領域」として位置づけられている（金子ら, 2009）。

この2つの対比は同一のものではいが、あえて類型化をするのであれば、人間集団における関係性は、地縁を中心とした生活空間によって、半ば自然と形成されるものと、特定の関心や目的によって人為的・自発的に作られるものの大きく2つに分けることができる。例えば国民生活審議会(2005)の報告『コミュニティ再興と市民活動の展開』においては、「エリア型コミュニティ」と「テーマ型コミュニティ」という考え方が提示されている。また広井(2009)は、同様の類型を「空間コミュニティ（地域コミュニティ）」と「時間コミュニティ（テーマコミュニティ）」と呼称している。表現は様々であるが、ここでは前者を「地縁コミュニティ」、後者を「テーマコミュニティ」と呼称してみたい（マッキーヴァーによれば後者は「アソシエーション」となるが、目的を「共有」しているという点で、ここでは「コミュニティ」の用語を用いる）。なお、ここでいう「テーマコミュニティ」は、地理的空間を必ずしも共有しない、SNS（Social Networking Service）などのインターネット上のコミュニティも該当し、「地縁」との対比で「知縁」と表現されることもある。

マッキーヴァーの「コミュニティ」と「アソシエーション」が、相互に排他的なものではなく、むしろそれらの境は近年ますますなくなってきているという指摘があるように（吉原, 2011）、この「地縁コミュニティ」と「テーマコミュニティ」も厳密に区分することは難しい。特に、江戸時代の「五人組」や明治時代に組織された「衛生組合」（後述）、戦時中の「隣組」、戦後のGHQによる解散命令と復活などの歴史的な経緯を経て（田中, 1990）、2008年時点で294,359団体とほぼ全国的に自治会・町内会が組織されている日本の地域社会（福田, 2009）においては、伝統的に、それぞれの要素が組み合わされた活動が多くなされてきたと考えられる。

図表4-1　地縁コミュニティとテーマコミュニティ

名称	内容
地縁コミュニティ（エリア型コミュニティ）	自治会・町内会といった地縁型団体による取組みを核として、同じ生活圏域に居住する住民の間でつくられる。地域の環境美化や防災、防犯などの活動などが多くの地域でみられる活動である。
テーマコミュニティ	市民活動団体を中心にして、必ずしも地理的な境界にとらわれず、特定のテーマの下に有志が集まって形成される。スポーツや音楽などの各種サークル活動や、教育や医療などのテーマに特化した活動を行うNPO、または商工会や政治団体、宗教団体など。インターネット上のコミュニティもこれに該当する。

出所：国民生活審議会（2005）より作成

　例えば健康との関連でみてみると、長野県においては、各市町村において古くから「保健補導員」という、行政の保健師と協働で地域保健を推進してきた住民活動があり（特に、その発祥の地である現須坂市では、活動の歴史は1945年まで遡る）、長野県の「健康長寿」の大きな原動力になったといわれている（今村ら，2010）。主な活動は、健康学習とその普及、健診受診勧奨、地域の行事への参加などである。保健補導員は各地区の「隣組」などを単位として、持ち回りなどの「ルール」によって自治会から選任され、その活動は、自身の住む自治会の範囲が中心となる。活動内容からみると、「健康」をテーマとしたテーマコミュニティであるが、その活動においては、自治会や隣組などの地縁コミュニティの役割が非常に大きい（図表4-2）。

【須坂市の保健補導員経験者の物語】
　コミュニティとサクセスフル・エイジングの関わりについて具体的なイメージを持ってもらうために、須坂市保健補導員会の25期（2006年〜2007年）に会長を務めた、中尾照美さんの例を挙げてみよう（インタビューは、2008年1月および2012年3月に実施した）。

図表4-2　長野県の保健補導員の活動と地域との関係

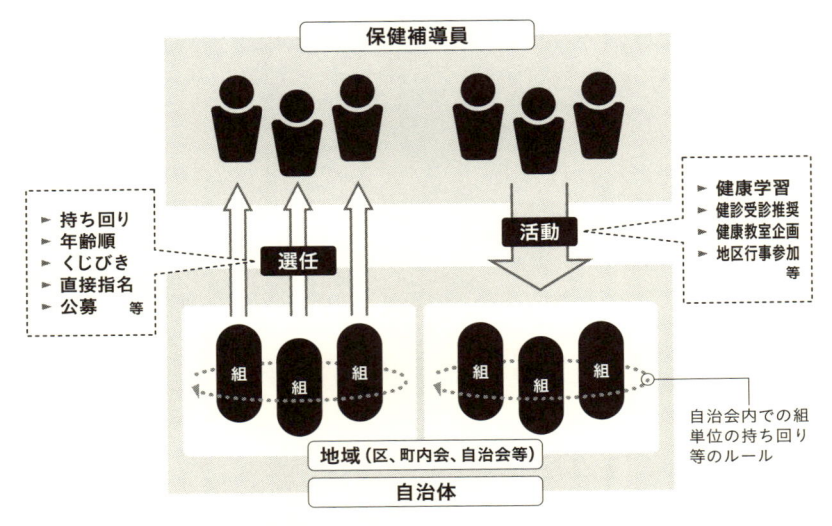

保健補導員

選任
- 持ち回り
- 年齢順
- くじびき
- 直接指名
- 公募　等

活動
- 健康学習
- 健診受診推奨
- 健康教室企画
- 地区行事参加
　等

組　組　組　　　組　組　組

自治会内での組単位の持ち回り等のルール

地域（区、町内会、自治会等）

自治体

出所：今村ら（2010）『コミュニティのちから』より作成

　中尾さんが須坂市で保健補導員を引き受けるきっかけとなったのは、それまで勤めていた会社を58歳で退職したときだ。以前に一度、仕事を理由に断ったことがあったが、ある雪の降る夜、玄関先で区長はじめ区の三役、そして前期の補導員に再度依頼を受け、引き受けることにした。

　須坂市の保健補導員会は、数百世帯程度の規模の町（自治会）を単位として、町ごとに数名選出される。市には69の町があり、これが補導員活動の最小単位となる。そして、その上位の活動単位として、それらを10のブロックに編成した「ブロック会」というものがある。各ブロックには「会長」と「副会長」の役員職が用意され、10ブロック計20名の会長と副会長が、市全体の補導員活動の方針を協議して決定するための「理事会」の「理事」となる。そして、この理事の中から、その期を代表する「会長」が選出される仕組みである（浅野, 2009）。

中尾さんは母親の介護もあり、「月に1回の参加なら」と思って保健補導員を引き受けたところ、話し合いや役職の持ち回りなどで区やブロック会の会長も担当することとなり、最終的には25期の会長も引き受けることとなった。理事会で会長を決定するときは、なかなか話がまとまらない中で、「私が会長になればみなさん協力してくれますか？」とすすんで立候補した。「『いつかは補導員をやらなければいけないな』という覚悟はありましたね」と言うが、まさか会長になるとは思ってもいなかったそうだ。

　須坂市では、これらの理事会・ブロック会・町の各単位で、健康に関する学習会や保健活動を実施している。中尾さんは、毎月の学習活動に加え、区の文化祭等の行事での健康に関するパネル展示や来場者への減塩メニュー提供、公会堂を利用しての「子育て広場」の開催（月2回）等、様々な活動を任期中に経験した。25期は、ちょうど補導員会発足の50周年にあたるため、その記念行事も担当した。また、理事の仲間とともに、「ドレミの歌」にあわせた独自の振り付けによる体操「須坂ドレミDE体操！」を考案し、老人会や幼稚園などで披露もした。

　須坂市の保健補導員の任期は2年であるが、中尾さんの活動はこの2年で終わらなかった。補導員としての任期が終わる頃、活動で知り合った地域の人から、「自宅にあるプルーンの木の使い道がないので、何か活用してみないか」という依頼を受けた。ちょうどその時、市の農林課が、街の中心部にできた空き店舗の活用を考えているところであった。農林課の提案もあり、2009年6月に、市内の農家が余った農作物を持ち寄ったり、加工したものを提供したりするための場「よっと蔵い」（「よっとくらい」とはこの地域の方言で「よってください」という意味）をオープンし、その代表をすることとなった。週末中心の営業であるが、食品や物品の提供販売だけでなく、期間によっては、蕎麦やおやき、味噌などの手作り体験教室も実施しており、長野県外から訪れるファンも多い。体験教室の講師には保健補導員時代の仲間が一役買ってくれるそうだ。立ち寄ればお茶の"おもてなし"もあり、地域の人や須坂に訪れた観光客の交流の場にもなっている。

さらに、保健補導員の任期中に作った「須坂ドレミDE体操！」を推進するためのグループも結成し、定期的に汗を流している。自宅では趣味のガーデニングを楽しみ、市が発行する「須坂オープンガーデンマップ」にも名を連ねる。「本当はガーデニングをやりたいんですけどね。『よっと蔵い』の仕事がなかなか大変で」と笑う。
　このように、中尾さんは退職後の生活を地域の中で活き活きと楽しんでいるようにみえる。その姿はまさに、本書でこれまでみてきたサクセスフル・エイジングそのものといえよう。しかしここで重要なのは、もし保健補導員という役割を引き受けなかったら、このような生活はなかったかもしれない、ということである。それは中尾さん自身が一番実感していることである。「本当は人と接するのがあまり好きではなかったんですよね。会社勤めのときは地域の人なんてほとんど知りませんでした。保健補導員という役割がなかったら、こんなふうに地域と接点を持つこともなかったと思います」と感慨深く述べている。長野県には「やってよかった保健補導員」という言葉があるそうだが、その言葉どおり、最初は積極的でなくても、健康について学習し、たくさんの人と知り合い、地域のコミュニティがどのようなものかを知ることによって、地域に対する意識、そして生活そのものが変わったのである。こうした例は中尾さんだけではない。これまで補導員会で中心となって活動した人は、市の食生活改善推進員会や婦人会、マラソン大会組織などで中心になるなど、市内のいたるところで活躍しているという。市の民生委員も、保健補導員経験者が多いそうである。いずれも、もともと地域活動に熱心に参加していた人は多くないという。保健補導員という役割とそれを支えるコミュニティが、住民のサクセスフル・エイジングを支える大きな結節点となっているのである。

1-2 ソーシャル・キャピタルと健康

1 ソーシャル・キャピタルとは

　コミュニティが個人の健康行動を決定する重要な環境要因であることは、第3章でみたとおりである。このことを最も明確に示しているものとして、近年注目されている「ソーシャル・キャピタル（社会関係資本）」の概念がある。

　ソーシャル・キャピタルは、地域社会や組織などのコミュニティにおける、人と人との関係性を示す概念である。その用語の歴史は古く、20世紀初頭まで遡るが（稲葉, 2011）、注目され始めたのは比較的近年である。その嚆矢となったのが、アメリカの政治学者ロバート＝パットナム（Putnam）の研究である。パットナムは、イタリアでの長年にわたる地方政府の研究から、その行政効率の違いをソーシャル・キャピタルによって説明し、この概念を一躍有名にしたことで知られる。パットナム（1993）によれば、ソーシャル・キャピタルは、「人々の協調行動を活発にすることによって社会の効率性を改善できる、信頼、互酬性の社会規範、ネットワークといった社会組織の特徴」であるという。簡単にいえば、住んでいる人々が、お互いに信頼し合っていたり、「お互いさま」と助け合ったり、たくさんの人に囲まれているような地域は、「ソーシャル・キャピタルが高い地域」といえるのである。この、「信頼」「互酬性の規範」「社会的なネットワーク」という3つの特徴は、以降のソーシャル・キャピタル研究において一般的に用いられるようになった。

　ただし、ソーシャル・キャピタルをどのようにとらえるかは議論があり、それを「社会的凝集性」としてみるか、「人々が何か行動を取る際にアクセスし活用する、社会的ネットワークのなかに埋め込まれた資源」（Lin, 1999）としてみるかの大きく2つの考え方が存在する（Kawachiら, 2008）。前者は個人の特性ではなく、地域や社会組織における集団的な特性（例えば慣例やルールなど）が人に影響を及ぼすという「文脈効果

(contextual effect)」に重点を置き (Kawachi ら, 2000)、後者は社会的ネットワーク内にある「ソーシャルサポート、情報チャンネル、社会的信用」などの「資源」、およびそれを利用する個人の特性に重点を置く。「文脈効果」とは、簡単にいえば、もともと運動習慣がない人が、スポーツ活動が盛んで運動行事を頻繁に行っている地域に引っ越した結果、周りの住民に影響されて運動を始めるようなことを指す。第3章で述べたソーシャルサポートは個人と個人の関係に着目した概念であるが、それがコミュニティ全体のなかでどのように機能しているかをとらえるのも、この「文脈効果」の視点であるといえる。現時点ではソーシャル・キャピタルについてどちらの見解を採用するかについての結論は出ておらず (Kawachi ら, 2008)、それぞれの視点から多くの研究成果が提示されている。

2 ソーシャル・キャピタルと健康の関連

　ソーシャル・キャピタルは、パットナムの示した行政効率だけでなく、経済活動、教育、情報化社会の影響、経済的弱者への対応などと関係するといわれている (稲葉, 2007)。そして近年では、ソーシャル・キャピタルが豊かであるほど、健康にもよい影響があるという実証結果が報告され始めている。

　例えばパットナム (2000) は、アメリカの50州単位で、地域組織やボランティアへの参加、大統領選挙などの公共問題への関与、友人との交流、信頼などから作成した「ソーシャル・キャピタル指数」と、死亡率や自殺率、健康保険未加入率、医療費、がん患者率や喫煙率などの23の指標を統合した「健康州指数」、および全死因の「年齢調整済み死亡率」との関連を分析し、「ソーシャル・キャピタルが高い州ほど健康で、死亡率も低い」という傾向を示した (指標間の関連の強さを示す相関係数 r はそれぞれ 0.78、-0.81)。また、カワチら (Kawachi ら, 1997) は、アメリカの39州を対象とした調査結果から、「ほとんどの人はチャンスがあればあなたを利用しようとするか」という問いに「はい」と回答した人の割合、およびボランティアへの平均加入率と「年齢調整死亡率」の間

に高い相関があることを示した（図表4-3。相関係数rはそれぞれ0.79、−0.49）。さらに、州単位の「信頼度」と住民の「主観的健康感」の相関も示された（Kawachiら，1999）。

　日本においても、ソーシャル・キャピタルと健康との関連に関する研究が蓄積されつつある。内閣府（2003）の調査では、全国の3,878人のアンケート調査から、都道府県ごとのソーシャル・キャピタルを測定した結果、「ソーシャル・キャピタルが豊かな地域ほど、失業率や犯罪率は低く、出生率は高く、平均余命が長い」という特徴がみられた。この調査は都道府県を単位とした地域相関研究が中心であるが、近年は、個人を単位として、より精緻にソーシャル・キャピタルの影響をみた研究成果が示されている。例えば、愛知県を中心とした15自治体の高齢者24,405人分のデータを用いた研究では、「町内会・老人クラブ」「スポーツクラブ」「趣味の会」「ボランティア」「政治団体」などの地域組織に参加している高齢者は、参加していない高齢者と比較して、主観的健康感や抑うつ傾向（GDS10）が良好である割合が高いことが示された（近

図表4-3　信頼と年齢調整死亡率の関係

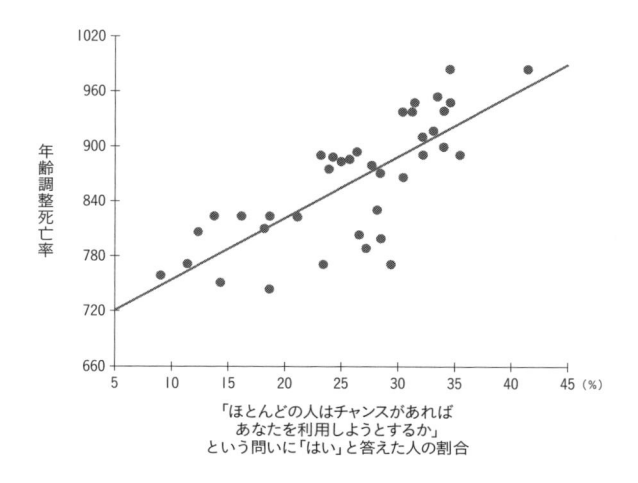

出所：カワチら（2004）『不平等が健康を損なう』より一部改変

藤, 2007)。また、「多くの場合、人は他の人の役に立とうとすると思いますか」という質問に対して否定的な回答をした高齢者にも同様の傾向がみられた (市田ら, 2005)。アンケート調査に加え、客観的な指標を用いてソーシャル・キャピタルと健康の評価を分析した研究もある。例えば、14,668名の高齢者を4年間追跡したコホート研究では、「友人と月1回以上会う人」に比べて、男性では「友人とめったに会わない人」で1.30倍、女性では「友人を持たない人」で1.81倍、死亡リスクが高いという結果が示された (Aida, 2011)。

また、近年、ソーシャル・キャピタルを、「個人の持つ特性」と「地域の持つ特性」の両面からの影響を検証するマルチレベルモデルによる分析結果も蓄積されつつある。例えば、「信頼感が低い個人の健康水準が低いことは再現性をもって観察されている」(近藤, 2010) ため、地域全体に蓄積されたソーシャル・キャピタルが、そうした個人のソーシャル・キャピタルを考慮しても、果たして健康に影響があるか（先に述べた文脈効果）をみる必要があるからである。先行研究では、例えば、一般的信頼感で測定されたソーシャル・キャピタルについて、「ソーシャル・キャピタルの値が1%高い地域では主観的健康感が「よくない」と答える確率が4%減少する」ことが示されている (近藤, 2007)。

3 ソーシャル・キャピタルの類型

ソーシャル・キャピタルにはいくつかの類型ないしは側面があるとされる。パットナム (1993) は、イタリアにおける北部と南部の地域ネットワークの特性を「水平型 (horizontal、平等で水平的な関係を持つ者同士の結びつき)」と「垂直型 (vertical、権力や地位の違う者の階層的な結びつき)」に分け、前者を協働的な市民活動を活発にさせるソーシャル・キャピタルとみなした。そしてこの「水平型」にあたる関係性は、「結束型 (bonding、同質な者同士の閉じた結びつき、結合型ともいわれる)」と「橋渡し型 (bridging、異質な者同士の結びつき)」に分けられるとされる (Putnam, 1995 ; Ross ら, 1998 ; Narayan ら, 1999 ; Islam ら, 2006)。「結

束型」はグループ内の閉じた関係の中での結束力は固いが、一方で外部と接点を得にくいものであり、「橋渡し型」は「ゆるやかな」関係性ではあるが、コミュニティ外に広くつながりうる、いわば開かれた関係である。パットナムが著書『孤独なボウリング』(2000) などにおいて憂慮したアメリカの市民社会の衰退は、「結束型」よりも「橋渡し型」について述べたものであるとされる (Szreter ら，2004)。また、「結束型」「橋渡し型」に加え、パットナムの「垂直型」とほぼ同一の概念として、「連結型 (linking)」のソーシャル・キャピタルも提唱されている (Woolcock, 2001 ; Islam ら，2006)。

　さらに、ソーシャル・キャピタルを、人々の価値観や態度、規範、信念など、信頼や互酬性などに影響を与える認知的な側面を表す「認知的 (cognitive) ソーシャル・キャピタル」と、フォーマル（公式）・インフォーマル（非公式）を問わず、コミュニティ内の組織の構成、慣習、その活動範囲など、構造的な側面として把握する「構造的 (structural) ソーシャル・キャピタル」とに分ける考え方もある (Krishna ら，2000)。これらはどちらも、コミュニティ内におけるメンバー間あるいは組織間の互恵的で協力的な関係を促すのに必要な要素とされる。

　相田ら (2011) は、イズラムら (Islam ら, 2006) が提示した概念図を基に、これらの類型を整理した（図表 4-4）。なお、パットナム (1993) が述べるように、ソーシャル・キャピタルは、これらの要素から複合的に構成されるものであり、ある地域や組織のソーシャル・キャピタルが単一の類型の特徴だけを持つ、ということではない。

　近年では、これらの議論に即して、ソーシャル・キャピタルのどのような側面が、どのように健康に影響を及ぼしているのかを明らかにする研究がすすめられている。例えば、相田ら (Aida ら, 2009) は、5,560 名の高齢者について、趣味やスポーツ関係などの「水平型」組織への参加、および政治や業界団体などの「垂直型」組織への参加という 2 つのソーシャル・キャピタルの側面と歯の健康状態（歯の残存本数が 20 本以上／未満）との関連を分析した結果、水平方向のソーシャル・キャピタルの豊かな地域に属する高齢者と比較して、そうでない地域に属する高齢

図表4-4　ソーシャル・キャピタルの類型

```
                  ソーシャル・キャピタル
                  個人／集団（地域・社会）
                  ／              ＼
         認知的                         構造的
      ソーシャル・キャピタル           ソーシャル・キャピタル
      （人々の信頼や                  （人々のつながりや
        助け合いへの認識）              社会参加の密度）
      【構成要素】                    【構成要素】
      ・信頼・互酬性                   ・公的・非公的
      ・ソーシャルサポート              ソーシャルネットワーク
      ・非公的社会統制

         水平的                         垂直的
      ソーシャル・キャピタル           ソーシャル・キャピタル
      （対等な関係から                （権力や資源が異なる
        もたらされる）                 階層的な関係から
                                      もたらされる）

   結束型（結合型）        橋渡し型              連結型
 ソーシャル・キャピタル  ソーシャル・キャピタル  ソーシャル・キャピタル
  （家族や近隣の        （異なる組織や         （異なる権力や
    均質な集団での        人種の人との           社会階層の人との
    強固な結び付きから    弱い結び付きから       結び付きから
    もたらされる）        もたらされる）         もたらされる）
```

出所：相田ら（2011）より一部改変。原文は Islam ら（2006）

者は、歯の残存本数が 20 本未満である確率が 1.25 倍であることを示した。

　このように、単に「ソーシャル・キャピタルが高ければ健康によい」というだけでなく、その側面によって、そこに所属する人々の健康状態も大きく左右されるということが、これまでの研究で示されつつある成

果である。ソーシャル・キャピタルの研究はまだ発展途上にあり、コミュニティによい影響だけでなく、負の側面（例えば反社会的な組織やグループにもソーシャル・キャピタルは存在すると考えられるし、地域の強い結束が、そこから疎外された人を精神的に追い込むことも考えられる）も考慮すべきなどの課題も多い（Kawachiら，2008）。しかしながら、単に「コミュニティをつくる」だけでなく、「コミュニティをどうつくるか」によって、健康や生活の質への影響も大きく異なるということを示唆している点、そして、これまでともすれば事例の紹介や分析が中心であったコミュニティ研究に実証的な視点を提供している点で、ソーシャル・キャピタル研究の意義は大きい。

　第1章でみたように、『健康日本21』の第2次計画において、「健康を支え，守るための社会環境の整備」が目標設定に加えられ、そこに「ソーシャル・キャピタルの向上」が位置づけられた（厚生労働省，2012）。さらに、市町村などの保健師が行う地域保健活動においても、地域のソーシャル・キャピタルを醸成し、活用することが国の方針として明示された（厚生労働省，2013）。このように、わが国では健康政策におけるソーシャル・キャピタルの位置づけが注目されはじめている。一方で、ソーシャル・キャピタルの概念は、決して「新しいもの」ではなく、むしろ、後述するような、これまでの日本の地域保健の取り組みを再評価したうえで考慮していくべきものであると著者らは考えている。

1-3　コミュニティ・オーガニゼーション理論

1　コミュニティ・オーガニゼーション理論の概要と歴史

　コミュニティが健康に影響を及ぼすことはこれまでみた通りである。では、そもそもコミュニティは意図的に作り出せるものであろうか、またその場合、どのように作られるのであろうか。金子ら（2009）によれば、これまでは、コミュニティは「すでにあるもの」として分析されることが主流であった。しかしながら、近年では、コミュニティの能動的な役

割が重要視されはじめ、「問題解決のために意図的にコミュニティ形成を行うという流れが出てきた」という。

ソーシャル・キャピタルの議論においては、所得格差など、社会全体の仕組みや政策とも密接に関連していることが示されており (Kawachi ら, 1999; カワチら, 2004)、それを一朝一夕に構築するための「魔法のような簡単な方法」はないとされている (Kawachi ら, 2008)。一方で、保健や福祉、まちづくりなどの分野で、コミュニティづくりに関する多くの実践が報告されており、特に、社会福祉の分野においては、「コミュニティ・オーガニゼーション（地区組織化）理論」として、北米を中心にこれまで多くの論者によって理論化が模索されてきた。こうした議論は、これからのサクセスフル・エイジングを目指した社会づくりにも参考になる点が多いと考えられるため、その歴史や要点を簡単にまとめてみたい。なお、コミュニティ・オーガニゼーションに関連する用語については、一般的に使用される訳があまり存在しないのが現状である。そのため、そのような用語は原則としてそのままカタカナで表記することとし、なるべく著者らが適当と考える日本語訳を併記するようにした。

コミュニティ・オーガニゼーションは、「コミュニティのグループが、共通する問題や改善目標を見つけ、資源を動員し、そのゴールに到達するための戦略を開発・実施することを助ける過程」とされる (Minkler ら, 2012)。1800年代後半にアメリカにおける移民や貧困者への社会福祉に関連して登場したものであるが、この概念が専門的方法として確立されるようになったのは1920年代から30年代あたりといわれ (副田, 1968)、その後、いくつかの発展過程を経てきた。山口 (2010) を参考にしてまとめると、代表的なコミュニティ・オーガニゼーションの理論として、まずレイン (Lane) の「社会福祉の資源とニーズとの間に、徐々に効果的な調整を図り、維持すること」という定義に代表される「ニード・資源調整説」が挙げられる (Lane, 1939)。また、1940年代にはニューステッター (Newstetter, 1948) が、「インターグループ・ワーク説」、すなわち、コミュニティ内の諸集団間の代表を選出して新しい組織を作り、その関係を調整して十分な意思疎通と相互関係をつくる方法を提示した

（例えば、各市町村で、健康づくりに関する諸団体の代表を中心として構成されている健康づくり推進協議会の取り組みなどもこれに相当するといえるだろう）。インターグループ・ワークには、従来の社会事業の外部にいる人や組織に、コミュニティ・オーガニゼーションに参加してもらうという意図もある(副田, 1968)。そして1950年代には、ロス（Ross）が、コミュニティの主体的な問題解決を重視した「統合化説」を提唱する。ロスの定義は以下の通り、先に述べたミンクラー（Minkler）の定義とほぼ一致するものである。

> コミュニティ・オーガニゼーションとは、コミュニティが、そのニーズあるいは目標を見いだし、順位付けをし、それに取り組む確信と意志を育み、内外にこれらのニーズの充足あるいは目標の達成に必要な資源を見いだし、それらに関わる行動を起こすことで、コミュニティ内の協力的・協働的な姿勢と実践を作り出していく過程を意味する (Ross, 1967；山口, 2010を参考)。

　この定義に書かれている「コミュニティ内の協力的・協働的な態度と実践」は、まさにソーシャル・キャピタルを高めるということであり、それがコミュニティのニーズや目標に応じた行動によって進展すると述べられている点、そしてその「過程」が重要視されている点は、ソーシャル・キャピタル研究においても示唆に富むものである。なお、日本の社会福祉協議会は、1951年の中央社会福祉協議会の発足以降、これらのコミュニティ・オーガニゼーション論を取り入れることで発展し(瓦井, 2003)、特に1962年に策定された社会福祉協議会基本要項は、ロスの統合化説の強い影響を受けたものといわれている。
　1950年代以降には、「持たざるもの」を組織化して力を結集し、社会変革のための対立と闘争の戦略に重点を置くコミュニティ・オーガニゼーション理論が、アリンスキー（Alinsky, 1969）らによって提示され、アメリカの公民権運動や女権運動、ベトナム反戦運動などの流れのなかで主流となっていった(Minklerら, 2008)。山口（2010）は、ロスまでの伝統

的な理論を「共感モデル」とし、アリンスキーらの理論を「対立モデル」として区別しているが、「コミュニティ・オーガニゼーションの諸原理・原則は、ロスによって整理され体系化されたといえる」と指摘する。

先に述べたように、コミュニティ・オーガニゼーションは社会福祉の分野を中心として発展したものであるが、これらの議論はヘルスプロモーションにおいても様々な形で取り入れられてきた。WHO (1986) が1986年に採択したオタワ憲章がその代表的な例である。オタワ憲章では、ヘルスプロモーションを「人々が自身の健康をよりコントロールし、改善することを可能にするプロセス」と定義しており、その活動が意図することの一つに、「支援環境の整備」と「コミュニティ活動の強化」が取り上げられている。この憲章によって、健康づくりにおける環境整備の重要性が広く認識されるようになった。そしてこれを反映させる形で、WHOが中心となって、世界で千以上の都市が参加する「健康都市」運動が展開されることとなった（Minklerら，2008）。

なお、近年では、コミュニティ・オーガニゼーションに加えて、「コミュニティ・ビルディング（コミュニティ構築）」の重要性が提示されている。コミュニティ・ビルディングは、明確な目標達成などの「タスク志向」の有無にかかわらず、コミュニティ内の資源やアイデンティティの共有を重視したアプローチである。伝統的なコミュニティ・オーガニゼーション理論が、コミュニティを「既にあるもの」とみなし、それを基盤とした実践を想定しているのに対して、コミュニティ・ビルディングでは、人や組織が多様に存在し得る「多次元なもの」、そして動的で新しく「形成可能なもの」とみなして、コミュニティそのものを実践の中心に据える点で特徴がある（Minklerら，2008；Walterら，2012）。簡単にいえば、日本の地域社会において、自治会・町内会のような既にある仕組みをどのように発展させていくかがコミュニティ・オーガニゼーションであり、その活動に参加していない人々も含めた地域社会全体の仕組みを作っていく、ないしは再構築していくのがコミュニティ・ビルディングだといえる。現在、「コミュニティづくり」や「まちづくり」と呼ばれているもののイメージがこれと近いであろう。

ただし、コミュニティ・ビルディング概念の登場によって、伝統的なコミュニティ・オーガニゼーション理論が役割を失ったわけではない。むしろ現状の住民組織を発展させていくために、これまでのコミュニティ・オーガニゼーション理論は改めて見直されるべきであるし、ロスの統合化説にみるコミュニティの主体性は、コミュニティ・ビルディングにおいてこそ求められるべきだと考えられる。また、著者らの知る限り、現状ではこれらの概念の区別について必ずしもコンセンサスが取られているとはいえない。その意味でも、ここでは、これらの諸概念をまとめてコミュニティ・オーガニゼーションと表現していく。

2 コミュニティ・オーガニゼーション理論の類型

以上のように、コミュニティ・オーガニゼーションに関する議論は多様であるが、これらの議論を含めたコミュニティ・オーガニゼーションの類型として、ロスマン（Rothman）が1964年に発表した分類が有名である（図表4-5）。ロスマン（2001）によれば、コミュニティ・オーガニゼーションは、(1) モデルA：合意や協働を重視した「プロセス志向」で、集団のアイデンティティやコミュニティ意識を形成することを意図する「地域開発（locality development）」、(2) モデルB：一般的に外部の専門家による、目的を明確に設定した「タスク志向」で、合理的な問題解決に重点を置く「社会計画（social planning）」、(3) モデルC：プロセスとタスクの両方を志向し、問題を解決するコミュニティの能力を高める「社会活動（social action）」の3つの類型に分類できるという。「地域開発」モデルはロスらの伝統的な理論、「社会計画」は行政による諸計画や共同募金などの実践、「社会活動」はアリンスキーらの理論が該当する（山口, 2010）。

この「プロセス志向」「タスク志向」という軸は、先に述べたコミュニティの類型である「地縁コミュニティ」「テーマコミュニティ」に対応すると考えられる。すなわち、コミュニティの形成において、「プロセス志向」になれば、そのコミュニティは、必然的に、メンバー間の協

図表4-5　ロスマンによるコミュニティ・オーガニゼーションの類型

Ⓐ 地域開発
(locality development)
コミュニティの能力開発と統合
＝自助

Ⓒ 社会活動
(social action)
力関係と資源の転換
＝基本となる制度の変革

Ⓑ 社会計画
(social planning)
コミュニティの本質的な問題
に関する問題解決

プロセス志向 ↑
タスク志向 ↓

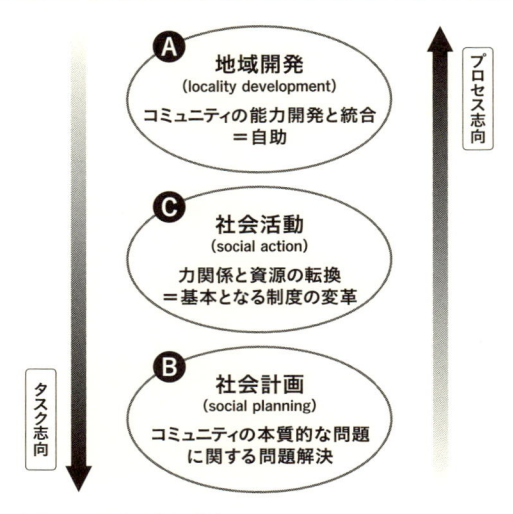

出所：Rothman（2001）より作成

調性や結束に力点が置かれた「地縁コミュニティ」の特徴を持つようになり、「タスク志向」になれば、明確な目的を持つ「テーマコミュニティ」の特徴を持つと考えられる。ロスマンの趣旨とはやや違うかもしれないが、先にみた長野県の保健補導員のような活動は、「地縁コミュニティ」と「テーマコミュニティ」の双方に関連するという意味で、「社会活動」とみなせるかもしれない。このように、「プロセス志向」「タスク志向」という2つの軸は、コミュニティ形成における基本的な枠組みとして有用である。

column 6　コミュニティ・オーガニゼーションモデルの発展

　ロスマンの類型は、近年、モデルの修正が試みられており、ミンクラーら（2012）は、これまでみてきたコミュニティ・オーガニゼーションの議論を包括して、次頁のようにまとめている。図の縦軸である「ニーズベース」「強み（strengths）ベース」は、コミュニティの解決すべき課題や必要性に重点を置いたアプローチか、コミュニティにある強み＝資源に重点を置いたアプローチか、という意味である。近年、公衆衛生活動においても提唱されている、「ニーズ・モデル」と「アセット・モデル」の対比（Kretzmannら，1996；尾島，2008）もこれに対応するものであろう。「アセット・モデル」とは、問題に目を向けて「ないものねだり」をする（ニーズ・モデル）より、今ある生活およびそれを取り巻く「資源」や「よい点」を見つめなおし、ヘルスプロモーションに活かしていくモデルであり、地域の資源を活かしたウォーキングマップの作成などがその例にあたる（なお、Kretzmannらは、「資源」として、個人、インフォーマルなアソシエーションなどのグループ、フォーマルな企業や公的施設等の諸機関を挙げている）。日本の地域保健におけるコミュニティ・オーガニゼーションを研究した宮坂ら（1976）は、「具体的な問題解決のための活動」があり、「その成果」によって、「連帯性・共同性・自発性の高揚」が実現するという順序を示している。これは、「合意」「対立」を問わず、「ニーズベース」のアプローチから「資源ベース」のアプローチに発展するという、次頁の図表の経路と一致する。また、図の横軸である「合意」「対立」は、ロスらの「共感モデル」とアリンスキーらの「対立モデル」に対応するものである。

　この図では様々な戦略やアプローチが提示されているが、「どれが望ましい」というものではなく、「どれか一つの手法を採用すべき」というものでもない。コミュニティづくりのプロセスに応じて、組み

合わせて用いることが想定されているものである。

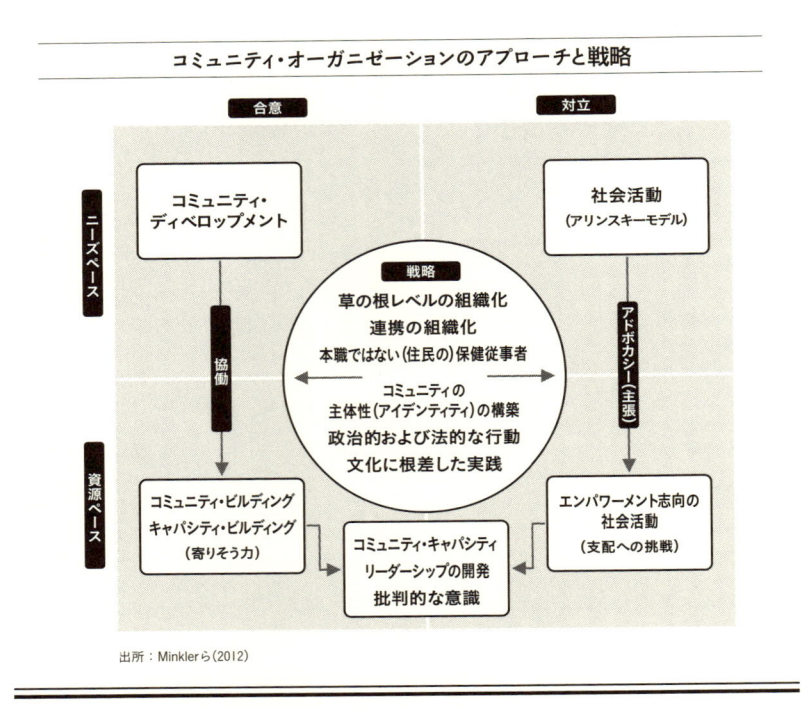

コミュニティ・オーガニゼーションのアプローチと戦略

合意／対立

ニーズベース

- コミュニティ・ディベロップメント
  - 協働
- コミュニティ・ビルディング
  キャパシティ・ビルディング
  （寄りそう力）

資源ベース

戦略
- 草の根レベルの組織化
- 連携の組織化
- 本職ではない（住民の）保健従事者
- コミュニティの主体性（アイデンティティ）の構築
- 政治的および法的な行動
- 文化に根差した実践

- 社会活動（アリンスキーモデル）
  - アドボカシー（主張）
- エンパワーメント志向の社会活動（支配への挑戦）

コミュニティ・キャパシティ
リーダーシップの開発
批判的な意識

出所：Minklerら(2012)

3 コミュニティ・オーガニゼーション理論の共通要素

　ミンクラーら（2008）は、「コミュニティ・オーガニゼーションやコミュニティ・ビルディングの単一化したモデルは存在しない」としながらも、各モデルに共通してみられる重要な概念として、「エンパワーメント（Empowerment）」「批判的な意識（Critical consciousness）」「コミュニティ・キャパシティ（Community capacity、コミュニティ能力）」「ソーシャル・キャピタル（Social capital）」「問題選択（Issue selection）」「参加と関連性（Participation and relevance）」を挙げて整理している。こ

れらの概念の定義および実現イメージは図表 4-6 の通りであるが、ミンクラーら（2008）を参考に、若干の補足をする。まず、「エンパワーメント」は近年よく使われる言葉であるが、それは人々やコミュニティが、主体的に何らかの変化——それが具体的な健康課題の解決であれ、資源を活かした地域づくりであれ——を起こすことが可能な「力」を想定できるようにする、もしくは実際にそうした「力」を付与する過程である（「過程」だけでなく「結果」だともいわれる）。そしてそれは多くの場合、「コミュニティと制度、政府・行政機関の間の障壁を取り除き、力関係を変えることに焦点を置いた活動」となる。そしてその実践過程は、パウロ・フレイレ（彼はブラジルの教育学者として、識字教育に顕著な実績を残した）が提唱した、「批判的な意識」に重点をおいた「対話」プロセス (Freire, 1970) が中心となる。日本の保健活動の場においても、こうした「対話」プロセスに該当する活動は、後述する長野県松川町の活動をはじめとして、数多く実践されてきたものである。次に、「コミュニティ・キャパシティ」は、コミュニティが、メンバー参加やリーダーシップ、スキル、資源、ネットワーク、コミュニティ意識（sense of community）などの要素によって、問題解決や目標達成のための力がどの程度あるかを示す概念である（Goodman ら、1998）。既に詳しくみた「ソーシャル・キャピタル」がこれに関連する類似概念とされる。最後に、「問題選択」は、コミュニティづくりの大きな計画や戦略のなかで、メンバーの多くが「参加」し、「関連性」を見いだせるような問題をいかに設定するか、ということである。そのために設定する問題は、「解決可能」で「単純」「具体的」「バラバラではなく一つに統合された」もの、そしてより長期的なゴールの中に位置づけられるものが望ましいとされる。そうした「参加」と「関連性」は、「人がいるところから始める」(Nyswander, 1956)、すなわち、そのコミュニティの現実をみて、そこから出発することが必要である。

図表4-6　コミュニティ・オーガニゼーションの重要概念

概念	定義	実現のイメージ
エンパワーメント (Empowerment)	人々が、自分の生活や所属するコミュニティをコントロールできるための社会活動の過程	コミュニティのメンバーが、望ましい変化を実現するためのより大きな力を想像できる、あるいは実際に拡大できる
批判的な意識 (Critical consciousness)	変化を起こす中での、熟慮と行動に基づいた意識	人々を、問題の根源的な原因やそれらに対処するための活動に結びつくような「対話」に引き込む
コミュニティ・キャパシティ (Community capacity)	解決すべき課題を見いだし、調整し、対処する能力に影響するコミュニティの特性	コミュニティのメンバーが、問題の特定と解決に積極的に参加し、将来的な問題に対して、協力し合ってより適切に対処できるようになる
ソーシャル・キャピタル (Social capital)	信頼、互酬性、市民活動を含む、コミュニティのメンバー間の結びつき	コミュニティのメンバーが協力し合って、リーダーシップや社会的ネットワーク、近隣の生活の質を改善する
問題選択 (Issue selection)	コミュニティの力を結集して確立できるような変化のための、解決可能で特定のターゲットを見いだすこと	コミュニティのメンバーが、コミュニティの参加を通じて、問題を見いだす。そして、解決すべきターゲットを、より大きな戦略の一部に位置付けて決定する
参加と関連性 (Participation and relevance)	「人がいるところ」から始め、コミュニティのメンバーを平等に引き込むこと	コミュニティのメンバーが、感じたニーズ、共有した力、資源の認知に基づいた自身の行動計画を立てる

出所：Minklerら(2008)より作成

1-4 日本の地域保健におけるコミュニティ・オーガニゼーション

1 日本における歴史とその特徴

　コミュニティ・オーガニゼーション理論は、日本の地域保健においても、「地区組織化活動」として、様々な形で実践されてきた。以下では、橋本（1955）、宮坂ら（1976, 2006）を参考に、日本におけるコミュニティ・オーガニゼーション実践の歴史をみていきたい（以降で日本におけるコミュニティ・オーガニゼーションの取り組みについて述べる際は、慣例的に使用される「地区組織化活動」を用いる）。

　日本における地区組織化活動について、橋本（1955）は、「健康に関する問題の解決のために、地域社会（コミュニティ）の規模において、保健所、市町村、その他関係機関、団体の有機的な指導、援助、協力を前提として、住民が自主的に行う計画的、組織的な実践の過程、ないしはその実践方式である」と述べている。また、宮坂ら（2006）は、「ある地区（多くは町内会・自治会・部落会の範囲、あるいは小学校区の範囲、時に市町村全域）における保健衛生のための住民の自主的で組織的な活動」と述べる。コミュニティ・オーガニゼーションの理論自体は、1952～1953年頃にアメリカから日本に導入されたとされるが、こうした、町内会や自治会を基盤とした保健活動は、それ以前から独自に実施されていた。具体的には、明治初期のコレラ流行がきっかけとなって、1882年頃より町内会を基盤として伝染病予防を目的とする「衛生組合」が東京をはじめとして各地に設立された。これらは当初自主的な運営がなされていたが、1897年の伝染病予防法の施行に伴い、衛生組合の設置と運営に法的根拠が与えられた。これを機に衛生組合は全国的に組織されたが、一方で、徐々に「警察行政の一環として行われていた衛生行政の下部機構」となっていった（その位置づけには批判があるものの、橋本（1955）は、衛生組合が伝染病予防のみならず、「国民の保健衛生の向上

と衛生思想の普及に貢献した功績は、高く評価されなければならない」と指摘している）。その間、1923年の関東大震災、その後の政府文書や普通選挙法がきっかけとなって自治会の設置も徐々に広まった。そして、第2次世界大戦後の1947年に、GHQから町内会・部落会に解散命令が出され、翌年に衛生組合についても同様の命令が出された。ただし、これらの命令にもかかわらず町内会・部落会は実質存続し続け、GHQ占領後には、戦時中のような行政の下部組織としてではなく、自主的な組織として復活し、現在にいたっている（岩崎ら、1989）。

　一方、当時の日本では、赤痢、腸チフス、日本脳炎などの伝染病が重要な健康問題となっており、それらを媒介する蚊やハエを撲滅することが、環境衛生上の大きな課題となっていた。「蚊とハエのいない生活」の実現のために、1949年に厚生省によって全国にモデル地区が設けられ、地域の婦人会や青年団、4Hクラブ、学校や工場などの各組織が、保健所の技術的支援を受けながら、計画的・組織的に害虫の駆除を実施した。これらの活動は大きな成果を上げ、同様の活動が全国的に展開することとなった。しかし、1965年頃から、疾病構造の変化（伝染病から成人病を中心とした疾病への主要疾病の変化）や都市化、工業化、価値観の多様化などの社会変化に伴う「コミュニティ崩壊」によって、これらの活動は「急速に下火になっていった」という。

　以上の経緯からもわかるように、宮坂らは、日本的コミュニティ・オーガニゼーションには、都市部・農村部を問わず「町内会・自治会・部落会のような組織が基盤になる」という特色があると指摘する。つまり、地区組織は、他の組織と独立したものとして存在するのではなく、自治会・町内会等のような「地縁コミュニティ」を基盤とすることで成り立つということである。

　先に述べたコミュニティ・オーガニゼーションの重要概念（図表4-6）で言えば、これまでの日本のコミュニティ・オーガニゼーションにおける「コミュニティ・キャパシティ」は、地域に古くから存在する自治会・町内会などの地縁コミュニティ、およびその活動によってすでに醸成されたものに拠っており、「参加」はその「全員参加」の本来的

な役割によって半ば強制的に方向付けられ、ともすれば「批判的な意識」は国や行政などの「お上」によって与えられるという特徴があったと解釈できるかもしれない。しかし、それはすなわち、基盤である自治会・町内会の加入率・参加率の減少や、国や行政への不信、権威の低下等の外部の外的要因によって、コミュニティ・オーガニゼーションの存在意義も左右されてしまうことを意味する。日本において、一般的にコミュニティ・オーガニゼーションが「急速に下火になっていった」という背景には、こうした、特定の健康課題を目的・テーマとした活動がしづらくなったこと、そして、基盤となる地縁コミュニティが、本来であれば「同じ地域で生活している」という共通意識の喪失により衰退したことが一因として考えられるのである。

　その後、1965年前後からは、公害問題における「住民運動」などの新しい動きが出始め、比較的規模の小さな自主グループ活動やサークル活動も活発にみられるようになった。また、1969年には、国によるコミュニティ政策の契機となる『コミュニティ―生活の場における人間性の回復―』（国民生活審議会）が報告された。以来、国のコミュニティ政策は、住民の連帯感の醸成やコミュニティ施設整備（1970年代）、テーマ型コミュニティの重視（1980年代）、まちづくりへの総合的視点の発展（1990年代）、地域問題解決と地域像の実現（2000年代）という展開をたどってきた（山崎, 2006）。地域保健においては、近年、「コミュニティ・ミーティング」（北山ら, 2000）や「地域づくり型保健活動」（岩永, 2003）などの手法が提唱されている。これらは、幅広い層の住民に参加をしてもらい、主にワークショップ形式（参加者がファシリテーターと呼ばれる進行役のもと、小グループに分かれて積極的に議論や作業に参加する体験型の学習法）によって地域の課題やニーズ、想いを引き出しながら、その解決策や施策化を考え、地域づくりに活かす手法である。既存の組織を強化するコミュニティ・オーガニゼーションの要素に加え、コミュニティ・ビルディングをより意図した手法であるといえよう。

2 伝統的な地区組織化活動の評価

なお、著者らは、町内会・自治会を基盤とした伝統的な地区組織化活動が、宮坂らが指摘するように、必ずしも全国的に衰退したわけではないと考えている。例えば、冒頭で紹介した長野県の保健補導員活動がそのよい例である。高甫村（現須坂市）で1945年に保健補導員組織が設置されて以降、保健補導員組織は市町村の国保（国民健康保険）や国保病院などを中心とした地域医療活動に欠かせない住民組織として全県的に設置がすすめられた。長野県保健補導員等連絡協議会の統計による1973年以降増加の保健補導員総数および設置市町村率の推移は図表4-7の通りであり、最も多い1994年で保健補導員数は14,269人、2012年においても11,094人（人口1万人当たり52.0人）の保健補導員が活動している。

保健補導員の多くは任期（多くは2年）によって交代するため、図の期間だけでも、約24万人の住民が保健補導員を経験した計算となる。

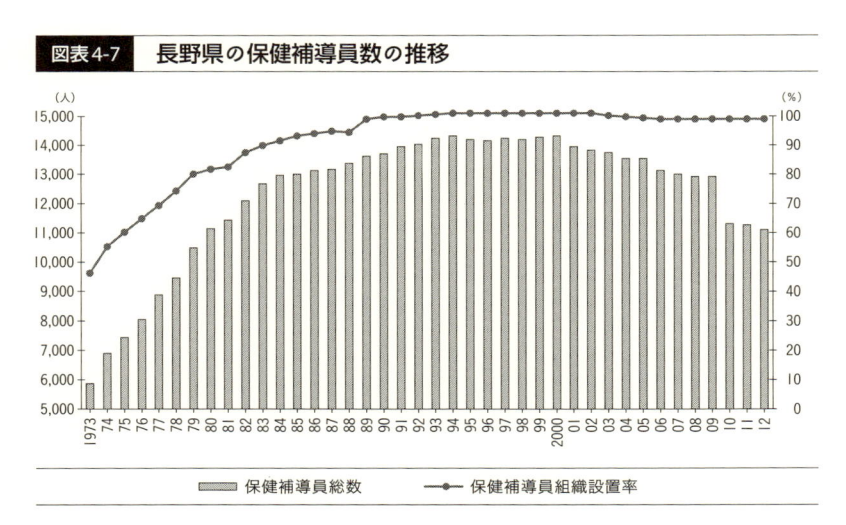

図表4-7　長野県の保健補導員数の推移

出所：今村（2010）より一部改変

少なくとも長野県には、こうした活動を支えるだけの地縁コミュニティの「キャパシティ」がまだ残っていると考えられる。また、"遠慮がち"（今村ら，2010）でありながらも、コミュニティに「参加」する活動を通して、保健補導員は「地域のことがわかった」「地域とのつながりができた」などの感想を持ち、行政の保健師などの支援によって「エンパワーメント」された保健補導員は、任期終了後にOB会に参加したり、別の活動を開始したりと、地域のソーシャル・キャピタルを高め、コミュニティを再構築する役割を持つ可能性が考えられている。また、そうしたソーシャル・キャピタルは、自治会を中心とした「結束型」だけでなく、様々な職業、年齢、地域間の交流を生み出す「橋渡し型」、また、行政とのつながりを生み出す「連結型」の要素も認められるものである（保健補導員の実態や歴史に関する詳細と考察は、今村ら（2010）を参照されたい）。

　長野県は保健補導員活動以外にも、様々な地区組織化活動が実践されている。例えば松川町では、1960年代頃より、公民館の社会教育活動などが基盤となって、婦人会や青年団、老人会などの各種住民組織、およびそれらの代表者が中心となった「健康を考える会」などによる自主的な健康づくり活動が展開されてきた（松下，1981）。松川町を調査した久常（1982）によると、1980年度に町内で健康問題を取り上げた住民組織は36あり、隣接の2町の倍以上であった。住民らは、公民館主事や町の保健師などの支援を受けながら、それぞれの興味関心に沿って実態調査を実施し、それに基づいて議論し、健康づくり行動を起こすという活動を主体的に展開しており、久常（1987）はその特徴を「誰をひっぱり出してもリーダーになれる町」と表現した。そしてその活動を「ロスの世界以上のものが、この日本にある」と評した。また、八千穂村（現佐久穂町）では、佐久総合病院（旧臼田町、現佐久市）による先駆的な「全村健康管理」が1959年から実施されているが、そこでは「衛生指導員」という男性の住民組織（「ハエと蚊の駆除」を担当していた「環境衛生指導員」が前身）が、学習活動や健診・検診の普及、健康劇活動など重要な役割を果たし、現在（名称は「地域健康づくり員」となった）

まで引き継がれている（松島ら，2011）。

　こうした活動は長野県に限ったことではない。今村ら（2011）は2009年に、「健康づくり推進員」「保健補導員」などの健康づくりに関する地区組織（組織名称は地域によって様々なため、ここでは仮に「健康づくり推進員」と呼称する）についての全国調査（アンケート調査）を実施した（この調査は、厚生労働科学研究費補助金『国、都道府県の医療費適正化計画の重点対象の発見に関する研究』において実施した）。アンケートは、2009年12月18日時点の全1,795市区町村に郵送し、912自治体を回収した（回収率50.8％）。そのうち、「健康づくり推進員」組織が「あり」と回答したのは544自治体（60.0％）であり、推進員数の合計は118,873人、組織の経過年数の平均は19.8年であった。

　健康づくり推進員組織については、1949年に厚生省の通知により「保健補導員会」の設置が呼びかけられたが、補助金等の財政的な援助が特になかったため全国的に普及が進まなかったという経緯があり（長野県国民健康保険団体連合会, 1988）、このような地域差に結びついていると考えられる。しかしながら、他にも、例えば食生活改善推進員（1959年の厚生省通知により設置促進）は2011年時点で全国に約17万人（日本食生活協会HPより）、母子保健推進員（1968年の厚生省通知により設置促進）は2010年時点で全国に約6万人（鑓溝, 2013）いることがわかっている。すなわち、現在においても、（その活動の程度や内容、地域における位置づけに差はあるものの）多くの市町村で、長期間、地区組織化活動が実践されているということであり、その経験の蓄積は地域全体の健康に少なからず影響を与えていることが考えられるし、今後の地域保健の展開においても重要な役割を持つと考えられる。

　一般に、町内会・自治会を中心とした日本の地縁コミュニティは、その閉塞性や加入率の低下、行政の「下請け」だという批判など否定的な評価をされることが多い。しかしながら、ペッカネン（Pekkanen, 2006）は、それらの批判は必ずしも正確ではなく、町内会・自治会は親睦や交流、行政への意思伝達などの活動を通じて、地域のソーシャル・キャピタルを高め、維持する役割を果たしてきたと指摘している（著者は明確に述

べていないが、そこには、婦人会や老人会、青年団などに活動支援を行うことによる「結束型」、清掃活動などの共同作業によってもたらされる「橋渡し型」、さらに行政への意思伝達による「連結型」と、ソーシャル・キャピタルのどの要素も確認される）。さらに、世界最高水準である日本の平均寿命は、日本社会の結束性（ソーシャル・キャピタル）に起因しているという指摘がある（近藤, 2005；Wilkinson, 1996）。Pekkanen（2006）の指摘するように、日本の自治会・町内会を中心とした地縁コミュニティがソーシャル・キャピタルを醸成する役割を果たしてきたのであれば、それが日本人の長寿の大きな一因となったということであり、そうした観点からも、地区組織化活動の意義が、改めて問い直されるべきかもしれない。

column 7　コミュニティ・ツールボックス

　これまでみてきたように、コミュニティづくりには様々な方法や戦略、段階があり、かつそのコミュニティにおける慣習や文化、歴史、メンバーの特性やその他の資源によっても取りうる方法が異なる。そのため、コミュニティづくりをしようとする人に対して、これらを網羅した包括的な「ノウハウ」を提供することはなかなか困難である。しかし、アメリカにはそれに応えるウェブサイトが存在する。それが「コミュニティ・ツールボックス（The Community Tool Box）」（http://ctb.ku.edu/en/default.aspx（最終アクセス 2014 年 8 月 8 日））だ。コミュニティ・ツールボックスは、カンザス大学の Work Group for Community Health and Development が提供するサービスで、ウェブが普及し始めて間もない 1994 年に開設され、以降、着実にアクセス数を増やしているサイトである。「人とアイデア、そして資源を結びつけることによって、コミュニティの健康、そして発展を促進すること」を目的として、閲覧者のニーズや直面している問題に基づいて、直感的に必要な情報が手に入るように―まさに必要なときに取り出せる「道具箱」のように―インターフェイスが工夫されているのが特徴である（Fawcett ら，2000）。コミュニティ診断や問題設定、計画設計、プログラム評価、運営資金獲得等、コミュニティづくりに必要な 46 章 300 節に及ぶ項目の説明に加え、具体的な事例、チェックリスト、まとめのパワーポイントスライド、「取り掛かりたいこと」や「抱えている問題」などのニーズに応じてポイントを編集したページなどから構成される。総ページ数は 7,000 ページを超えるという。これらの情報は誰でも無償でアクセスできるので、興味があれば試しにサイトに足を運んでみるとよいであろう。日本ではまだこうした情報が充実しているとは言えず、今後の課題であると思われる。

② 身近にあるセッティングをコミュニティへ

　第1節では、コミュニティ、およびコミュニティづくりに関する概念を紹介した。本節では、より具体的に、コミュニティづくりに有用な考え方を紹介する。コラム6内の図「コミュニティ・オーガニゼーションのアプローチと戦略」ではコミュニティ・オーガニゼーションのアプローチをまとめているが、そうしたアプローチを取る前提として、そもそもどのような場（settings，以下セッティング）においてコミュニティづくりを行っていくかを考える必要がある。さらにその後、コミュニティの実態や置かれた環境を把握しながら、アプローチを考えることが求められる。

2-1 ｜ セッティングとコミュニティ

　第3章の図表3-9には、「家庭環境」「近隣」「職場環境」「学校環境」「レクリエーション環境」などの、日常における様々なセッティング（行動設定）が整理されている。本章の視点からみれば、これらはすべて、コミュニティづくりのための「舞台」となりうるものである。著者らは、これからのサクセスフル・エイジングの実現において、特に「近隣（住環境）」および「職場環境」に注目をしている。

　まず、我々にとって生活の最も基本となる「近隣」およびそれに関わる住環境について、セッティングとコミュニティの観点から考えてみる。図表3-16では、近隣やコミュニティの「組織的関係」が友人・仕事・家族・親戚などの「近位の社会関係」の上位の階層に位置づけられている。このことが示すのは、住宅およびそれを取りまく住環境のあり方そのものが、居住者の生活環境や社会的関係と関連し、それが健康へも影響していくということである。しかしながら、特に都市部におけるマン

ション等の集合住宅の多くは、これまでこうした位置付けはほとんど考慮されてこなかったと考えられる。「ご近所づきあい」がなくなるということは、「近隣」の喪失を意味し、よりマクロな国や行政レベルの「政策」「制度」の下位に、直接「近位な社会関係」が存在する状況を生み出すことを意味する。そしてそれは、地域社会における様々な「不安」を喚起することにつながる。住環境をとりまく地域のソーシャル・キャピタルが、健康と密接に関連することはすでにみたとおりであるが、一方で、集合住宅を「健康づくり」のためのセッティングとみなして具体的なコミュニティづくりを実践している事例は、――コーポラティブハウスのような取り組みは以前からあるものの（岩崎ら，1989）――ほとんどみられない。国土交通省の推計によると、2012年末現在の全国の分譲マンションストック戸数は約590万戸で居住人口は約1,450万人と、人口の1割以上が集合住宅に居住していることになる（http://www.mlit.go.jp/jutakukentiku/house/torikumi/manseidata.htm（最終アクセス2014年8月8日））。これからの住環境、特に集合住宅は、それ自体を一つの大きなコミュニティ、特に「地縁コミュニティ」とみなすような取り組みが必要かもしれない。仮にこうした「地縁コミュニティ」を形成することができれば、「ネットワーク」がさらに活性化し、住民同士の「信頼感」や「規範」もより強固となり、ソーシャル・キャピタルの高いコミュニティになりうる。また、同じ趣味を持った人同士のサークル活動のような「テーマコミュニティ」の活動も、より活発で継続的なものになることが期待できる。

　また、「職場環境」についても同様のことがいえる。社内運動会や社員旅行、サークル活動など、企業の従業員同士の交流を深めるための社内行事は、以前は多くの企業で頻繁に行われていたが、バブル崩壊以降は、「成果主義」の導入と相まって激減したといわれる。しかし近年、こうした社内行事が復活の兆しをみせているという。正確な実態を把握することは難しいが、例えば産労総合研究所が定期的に実施している調査では、（毎回の対象母数は異なるものの）近年減少を続けていた企業の「余暇・レクリエーション行事」の実施率が、前回調査の2004年を

機に上昇に転じ、2009年は73.0％から84.8％に、特に「社員旅行」は39.5％から51.6％まで増加したことが示されている（産労総合研究所，2010）。社内運動会が雑誌等のメディアで取り上げられることも多くなり、その企画・運営を専門とする企業も現れてきているという（久保田，2008；日経BP社，2006）。こうした傾向は、職場を「コミュニティ」とみなし、ソーシャル・キャピタルを醸成していくことが、企業活動においても重要だと再認識されてきたことの表れだといえるかもしれない。さらに近年、社員食堂などの職場の健康環境を整備する事例も増えている。例えば、「タニタの社員食堂」として注目を集めた株式会社タニタでは、摂取カロリーを500kcal前後に抑え、塩分や野菜摂取等にも配慮し、かつ調理方法を工夫して食べ応えも追求した定食を社員食堂で提供している（産労総合研究所，2012）。慶應義塾大学大学院健康マネジメント研究科修士課程において、社員食堂の実態とその介入効果について研究をした朴沢（2012）によると、社員食堂において健康的なメニューを提供するなどの介入を行ったランダム化比較試験（RCT）は少ないものの、介入によって、脂質によるエネルギー摂取の減少や野菜摂取量の増加などの効果が報告されている（Loweら，2010；Bandoniら，2011）。また、国内5社へのインタビュー調査の結果、いずれも企業は社員食堂を「コミュニケーションの場」としてとらえていることを指摘している。健康づくりとともに社員同士の交流を促すことで、社員食堂は職場において、健康に関わる「規範」を作り出す役割を担っていると考えられる。

【住宅とコミュニティ―北海道当別町のスウェーデンヒルズの例から―】

　住環境と住民の健康ニーズを考える上で興味深いのが、北海道当別町にある「スウェーデンヒルズ」の例である。スウェーデンヒルズは、札幌からJR札沼線で約40分、石狩太美駅を出て車で5分程度の場所に位置する。スウェーデンハウス株式会社によって運営されるこの住宅地には、自然豊かな丘陵地に、スウェーデンを模した美しい住宅が連なっている。1984年に入居が開始された、比較的新しい住宅地であり、2013年5月現在では735名が定住している。敷地内には「第2のスウ

ェーデン大使館」と呼ばれるスウェーデン交流センターも併設されており、名実ともにスウェーデンの街並みといえるものである。

　この景観を守るために、「境界の柵は生垣または樹木にする」「建築物の外壁から道路境界線までの距離は3m以上」「建築物はスウェーデン住宅とする」「建築物の屋根の色はベニガラ又は黒、外壁等の色はベニガラ又はアイボリーを基本とする」といった細かい約束事をまとめた建築協定（後述する「ルール」）があるのも特徴だ。入居者は原則として、この建築協定にサインしたうえで入居する決まりとなっているのである。また、中心部には管理センターがあり、除雪や防犯・防火パトロールなどの、様々なサポートを提供してくれるのも特徴である。

　こうした住環境を提供するスウェーデンヒルズは、居住者の満足度も高い。例えば、スウェーデンヒルズ建築協定運営委員会が2008年8月に実施した住民意識調査の結果では、回答者の約7割が「住み続けたい」と回答している。しかしながら、入居が開始されて30年を迎えようとしている現在において、居住者が必要とするニーズも少しずつ顕在化してきた。その最も大きなものは、「健康」と「コミュニティ」である。意識調査においては、「住み続けたい」という回答の一方で、一部の住民に「福祉・医療環境に不安がある」という回答がみられた。また、「将来の生活でサポートが必要となったときにどうするか？」という質問では、約半数が「公の制度や施設を利用」と回答する一方で、「町が行っている高齢者・障害者の介護、在宅支援などの福祉サービスを知っているか？」という質問では約7割が「よくわからない」と回答するなど、福祉・医療環境の確保とともに、行政と居住者の橋渡しも課題であることが示された結果となっている。

　さらに、「コミュニティ」へのニーズも明らかとなっている。「地域住民同士で生活を支援し合う仕組みがあればどうしたいか」について尋ねる質問では、回答者の約3分の1が「協力会員・利用会員になりたい」と積極的な回答をするなど、住民同士の支え合い（ソーシャル・キャピタル）の必要性が認識されている一方で、「ご近所の連携のために不足と感じるものは何か？」という質問では、多くの住民が「気軽に立ち寄

れる交流場所」「同好会などの交流情報」といった課題を挙げた。特に「交流場所」については、敷地内に町の集会所がないこともあり、居住者同士のコミュニティ形成にとって大きな課題として認識されている。居住者で構成されるスウェーデンヒルズ町内会の会長を務める佐藤友彦氏は、「地域にはコミュニティが絶対に必要だと思う。そして、そのために日常的にコミュニケーションができる場所が必要だ。例えば、町内会の新年会やバーベキュー大会には100人以上の住民が参加をする。こうしたニーズは高いと感じているが、まだ互助の仕組みにまで結びついていないのが現状だ。そうしたつながりがないと、仮に住民同士で何かぶつかり合いが生じたときに、どうしようもない状態になってしまう」と言う。このような仕組みをいかに整えるかが、町内会としても今後の課題となっているそうだ（インタビューは2012年3月に実施）。

　実はスウェーデンヒルズは開発当初、「これから必要となるのは老人医療である」という考えのもと、敷地の中心に予防医療施設や介護教育施設を据えた「メディカルタウン」とする構想があった。しかしながら、当時としては先進的なこの構想は、結果として実現しなかったという経緯がある（スウェーデンハウス株式会社, 2004）。居住者の高齢化も徐々に進み、「健康」や「コミュニティ」の課題が徐々に明らかとなってきた現在、当初の構想の重要性が改めて認識されているという。

2-2 「ルール」「ロール」「ツール」による分析

　ミンクラーら（2012）がコミュニティ・オーガニゼーションを「過程」と表現したように、コミュニティは時間の経過とともに常に変化していくものであり、各時点におけるコミュニティの実態や置かれた環境をうまく把握しながら対応していく必要がある。その際に、一つの切り口として、「ルール」「ロール」「ツール」という考え方が有用である（図表4-8）。ここでいう「ルール」は「自生した規則」、「ロール」は「自発的にわりふられた役割」、「ツール」は「コミュニケーションのための道具」である（金子ら, 1998）。

図表4-8 「ルール」「ロール」「ツール」の相互関係

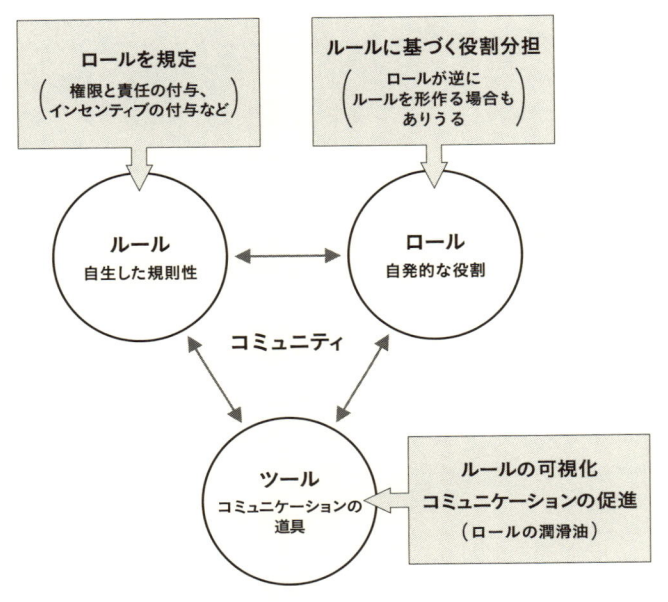

```
        ロールを規定                    ルールに基づく役割分担
   (権限と責任の付与、              (ロールが逆に
    インセンティブの付与など)          ルールを形作る場合も
                                    ありうる)
           ↓                              ↓

       ( ルール )  ←——————→  ( ロール )
       自生した規則性              自発的な役割

              コミュニティ
           ↖           ↗
              ( ツール )  ←——  ルールの可視化
            コミュニケーションの    コミュニケーションの促進
                道具              (ロールの潤滑油)
```

出所：今村ら (2010) より作成

　「ルール」はコミュニティのメンバーが従う決まりごとであり、制度や規則などのフォーマルな「ルール」だけでなく、地域内の慣習や文化などのインフォーマルな「ルール」の存在を考慮することも重要である。「ロール」はメンバーの役割分担であり、"遠慮がちな"メンバーをはじめとした幅広いメンバーが「フォロアー」などの「ロール」を担えるかどうか、また行政組織や企業、医療機関などのフォーマルな組織もそのコミュニティのなかでうまく「ロール」を担えるかどうかが重要である。「ツール」は「ルール」「ロール」を実効力のあるものにするためのコミュニケーションメディアであり、紙やウェブなどの媒体を用いて情報発信や情報共有を行うだけでなく、リーダー役の人が率先して行動したり、メンバーが共に汗をかいたり、活動の成果やプロセスを可視化したり共有したりすることも「ツール」の一つである。こうした「ツール」

があることで、メンバーのモチベーションや活動の「楽しさ」にもつながる。「ルール」「ロール」「ツール」はそれぞれ関連しており、この3つを全体としてどうデザインしていくかが重要となる。実際、ソーシャル・キャピタルが豊かで、結果として高い成果を出しているコミュニティを観察してみると、「ルール」「ロール」「ツール」がバランスよくデザインされていることが多い（今村ら，2010）。コミュニティづくりにあたって、この「ルール」「ロール」「ツール」を検討することによって、そのコミュニティが現在抱えている課題や特徴、今後の方向性がわかりやすくなるであろう。

「ルール」「ロール」「ツール」という概念を理解するために、例えば地区組織化活動をはじめとした地域の保健師活動についてまとめると、以下のようになる。

【具体例】保健師活動における「ルール」「ロール」「ツール」
＜ルール＞
・活動の根拠やそれに関連する法律や条令はあるか（フォーマルルール）
・住民の協力者（推進員やその他の住民リーダー、潜在的な協力者も含む）がいるか
・推進員がいるとすれば、どのような方法で地域から選出されるか
・推進員の任期制、理事会や協議会の設置、理事の選任などの規則はあるか
・推進員の研修プログラムや年間行事はどの程度定められているか
・保健師と推進員、推進員間のコミュニケーションはどのように行われるか
・健診／検診の受診や申込、健康教室などのイベントはどのような方法で行われているか

＜ロール＞
・保健師が、住民の主体的な保健活動を引き出す役割を担えているか
・医師やソーシャルワーカーなどの専門家や、他の住民組織など連携して保健活動に加わってもらえる人がいるか

- 推進員をはじめとした住民が地域の保健活動に関する役割を担えているか、担えているとすればどの範囲か
- 保健師が推進員の主体性、健康への関心等に応じて担う役割を変えることができているか（対等な関係なのか、積極的に住民を引っ張るのか、住民の主体性を引き出す「黒子」に徹するのかなど）

＜ツール＞
- 推進員の学習教材やそのための情報媒体は何か
- 推進員の活動を補助するバッチ、ジャンパー、名刺、委嘱状、木札等はあるか
- 保健師と推進員、推進員間のコミュニケーションのメディアは何か（紙などの媒体なのか、対面を重視するのか）
- 活動がもたらした成果や活動内容を、わかりやすく可視化して発信しているか
- 他の組織との交流の場を設ける等、活動を認知してもらうような場はあるか
- 保健師が、率先して地域に出て住民とともに汗をかくなど、自分自身を「ツール」として活動しているか
- 活動に取り入れられるような運動施設や公園など、ウォーキングに適した道、伝統行事、観光資源などはあるか

今村（2010）をもとに構成

2-3 健康サポーターに求められるコミュニティづくりの「ロール」

　どのようなセッティングでコミュニティづくりを行うか、また、どのようなコミュニティを目指すかにかかわらず、コミュニティづくり、特にその初期においては、「健康サポーター」として中心となる役割を果たす人は必ずいると考えられる。それは保健師や栄養士などの健康サポートの専門家やソーシャルワーカーかもしれないし、問題意識を持った住民であるかもしれない。また、1人ではなく複数人かもしれないし、

組織かもしれない。その立場によって取りうる方法は違うかもしれないが、コミュニティづくりにおいて留意すべき点は共通であると考えられる。以下では、そうした健康サポーターに求められる「ロール」に焦点を当ててみたい。

コミュニティづくりにおいては、第3章でみたような行動変容理論に基づいて、コミュニティのメンバー（住民や従業員など）に対して個別に健康サポートを行う「ロール」とは違った「ロール」が求められる。ミンクラーら（2008）は、コミュニティ・オーガニゼーションについて、コミュニティのニーズや問題は外部の組織や機関によって特定されるべきではないと述べる。つまり、専門家がコミュニティの問題に頑張って取り組んだとしても、コミュニティ自身がそれを組織化のための重要な課題とみなしていなければ、コミュニティづくりをしたとは言えないということである。松下ら（1984）は、地区組織化活動を支援する保健師が"陥りやすい"具体例として、「治療の援助のみで終わってしまう活動」「個人に対する指導のみの活動」「保健師だけで解決しようとして終わる活動」「解決策を一方的に地域に実行させる活動」「会場に呼び出して教育して終わらせる活動」を挙げている。このことは逆説的に、コミュニティづくりに求められる「ロール」を物語っている。

ロス（1967）は、コミュニティ・ワーカーに求められる役割として、①ガイドとしての役割、②力をそえる人（enabler）としての役割、③専門技術者としての役割、④社会的治療者としての役割を挙げている。ロスの指摘するこれらの役割はやや古典的なものであるが、現在でもコミュニティづくりの根幹を成すものであると考えられる。概要をまとめると、まず、「①ガイドとしての役割」は、コミュニティが主体的に課題や目標を見いだし、手段を選択することを手助けするものである。健康サポーターは、主観に基づいて特定の目標にコミュニティを誘導するのではなく、客観的であることが求められる。また、特定の立場に与して活動するのではなく、コミュニティ全体および、コミュニティ・オーガニゼーションの「過程」と一体化することが求められる。次に、「②力をそえる人としての役割」は、コミュニティ・オーガニゼーションの

過程を円滑にするために、課題や目標の設定や実践などの各段階や状況に応じて力を引き出していく（エンパワーメントする）「支持的役割」である。健康サポーターは「触媒」となって、コミュニティのなかの人と人、もしくは組織と組織の間に入り込み、ある課題や目標を、個人の問題ではなく、コミュニティ全体の問題であることを認識させる。また、コミュニティ・オーガニゼーションの過程は時間がかかり、いくつもの困難や障壁があると意識して、性急な行動や組織化を押し付けるのではなく、当初の目標を呼び起こさせるなどしてその過程に寄り添い、「励ます」ことが求められる。第3章において、個人が健康行動を起こすには「価値」と「期待」が重要であると述べたが、コミュニティに置き換えても同様であろう。「③専門技術者としての役割」は、コミュニティの文化や構造に関する診断、必要に応じた調査、他のコミュニティづくりの事例などの情報提供、組織化についての助言、専門的な情報の提供（例えば保健活動であれば、どのような施設や場所でどのような保健サービスが受けられるか、また病気に関する基本的な知識など）、コミュニティ・オーガニゼーションの過程に対する評価など、専門的な知識をもって、コミュニティづくりを支援するものである。重要なのは、ここで提示するのはあくまでも、コミュニティが主体的な決定を行えるようにするための「事実」と「資源」であり、その「解答」ではないということである。最後に、「④社会的治療者としての役割」は、あたかも名医が「病気」ではなく「人」をみて治療を行うように、コミュニティのより根源的な部分から、コミュニティづくりを支援するものである。そのために健康サポーターは、目に見える事象だけでなく、コミュニティの成り立ちや歴史、習慣や信仰、権力構造、メンバーの役割関係などを深く理解して行動する必要がある。誰が言い始めたかは不明であるが、日本における地区組織化活動における行政の保健師の役割として、「住民の黒子に徹する」ということがよく言われるそうだ。ロスが挙げたこれらの役割は、まさに、専門家としての支援を行いつつ、「黒子」としてコミュニティに寄り添い、その主体的な活動を支えていくということを指摘したものである。

星ら（2010）は、住民によるグループ活動には、「準備期」「創造期」「継続・転換期」「発展期」の4つの段階があると述べている。そして各段階には、「課題を意識化し、活動のテーマを共有する（準備期）」「グループメンバーの相互交流による問題解決への動機づけ（創造期）」「地域による課題解決へ向けた協働実践（継続・転換期）」「住民間の協働や実践の広がり（発展期）」という「エンパワーメント」の過程があり、保健師等の健康サポーター自身も、各段階で住民グループとの協働を通して、「エンパワーメント」の過程があると指摘している。健康サポーターは、これらのことを意識しながら、その担うべく「ロール」を考えることが重要であろう。

　また、久常（1987）は、先に述べた長野県松川町で取り組まれている地区組織化活動に関する調査から、住民の主体的な組織活動を引き出す最も重要なことは「学習活動」であると指摘している。そしてそれは、単に「正しい知識を知る」のではなく、課題とするテーマに基づいた実態調査を実施し、その「読み取り」を通して、自分およびそれを取り巻く生活をみつめ直し、問題に気づき、生活を変える力を身につけるような認識の発展を促す過程であると述べる（当初、松川町で取り組まれたテーマの一例を挙げると、「農薬と健康」「子どもの虫歯」「貧血」「膝の痛み」「老後の生き方」などである）。そうした住民活動を支援した中心人物の一人である松下拡（当時の松川町公民館主事）は、「学習活動」について、「自主的活動とは『内容』を自分達で決めることである」「継続的活動とは課題を深めていく姿勢の継続である」「学習計画とはそれを実現するための援助計画である」「実態調査学習とは単に方法論の問題ではない」の4点を強調している（松下ら，1984）。また、その根底にあるのは、「健康問題へのとりくみは、生活をどのように見つめ直すかということをぬきにしてはあり得ない」という考えであるという（松下，1981）。これはまさに「人がいるところから始まる」エンパワーメントの概念そのものである。多くの市町村の地区組織化活動において、研修をはじめとした学習活動が取り入れられているが、コミュニティのエンパワーメントのための根幹を成す方法として、こうした学習活動を今一度

見直してみることも重要ではないだろうか。

2-4 メンバーの「ロール」を引き出す

　これらの健康サポーターの「ロール」は、見方を変えれば、コミュニティメンバーがコミュニティのなかで主体的な「ロール」を持つようにすること（エンパワーメント）、そして、そのための「ルール」「ツール」を整備するということである。ここで言うメンバーの「ロール」とは、健康づくりのための活動を開始する、というだけでなく、例えば、新規に趣味やスポーツのサークルやイベントを立ち上げたり、それに参加したり、イベントの呼びかけをしたりと、積極的に「コミュニティづくりの担い手」となったり、隣近所とあいさつや声掛けをし合う「顔のみえる関係」を築くことで、コミュニティ内の信頼（ソーシャル・キャピタル）を高める、ということも含まれる。この視点から、若干の補足をしておきたい。

　コミュニティメンバーの「ロール」をうまく引き出すためには、コミュニティの規範、すなわち「ルール」を適切に設定することが必要であると考えられる。例えば、先に述べた集合住宅を例にとってみよう。多くの集合住宅には管理組合や自治会があり、居住者が運営を担っている（その意味では、これまでの集合住宅に「地縁コミュニティ」の基盤が全くないわけではない）。しかし、多くの管理組合は、ともすれば「ゴミ出し」をはじめとした最低限の「ルール」を設定しているだけのように思われる。もし、集合住宅においてサクセスフル・エイジングを目指したコミュニティづくりを展開するのであれば、より積極的に、居住者がコミュニティづくり、そして健康づくりの「ロール」を担えるような支援も考えられるのではないだろうか。例えば、国土交通政策研究所（2010）が全国のマンションの管理組合に実施した調査によると（n=1,094）、防災活動や清掃活動、夏祭などのイベント・行事が「活発である」「まあまあ活発である」と回答した管理組合は全体の3割程度であったが、そうしたマンションほど、その規模にかかわらず居住者同

士のあいさつが多くみられ、また、居住者が主体となったサークル活動がみられるという。

　さらに、コミュニティメンバーに「ロール」を認識させる「ツール」を考慮することも重要である。長年、住民ワークショップを通じてまちづくりの現場に携わってきた石塚（2004）は、地域における住民活動を活性化するキーワードとして、「『地域情報メディア』の構築による地域での情報共有を進める」「気軽に立ち寄れる『場』が地域のつながりや活動の芽を育む」「既存組織の人的資源をネットワークし活動の力とする」「目に見える活動を通じて新しいネットワークを形成する」「人を育てることをプログラム化する」などを挙げている。これらのうち、「地域情報メディア」「場」「目に見える活動」「プログラム化」がまさに「ツール」である。例えば「情報共有」については、健康情報やサークル、イベント等の活動情報を、ブログやメーリングリスト等の形式で随時入手できるようにしたり、SNS等において、メンバー間で必要とされる情報を共有できるようにしたりすることが考えられる。こうした情報の提供、および共有は、メンバーが日常的に「ロール」を認識できるようにするための強力な「ツール」となるであろう。また、「場」については、先のスウェーデンヒルズの例でその必要性を述べたが、こうした居場所を確保することによって、メンバーの「参加」、そしてそれまで活動と接点のなかったメンバー同士の交流を促し、新たなコミュニティ活動に結び付くことが期待できる。もちろん、居場所を単に作るだけで自然とコミュニティ活動が生まれてくるわけではなく、そのための支援も必要であると考えられるが、その前提となる居場所を作ることがまず必要であると考えられる（これについては後述する）。

③ サクセスフル・エイジングを実現するコミュニティづくりのアイデア

　本章を締めくくるにあたって、これまでに述べた概念を参考に、具体的な事例をもとに、サクセスフル・エイジングを実現するコミュニティづくりについて著者らが大切と考えるポイントをまとめてみたい。

| 3-1 | コミュニティの「憲章」を考える

　地域や住環境、職場などの各セッティングを健康づくりのための一つの「コミュニティ」としてみるのであれば、それをうまく機能させるために、コミュニティ全体としての一定の「ルール」の存在が不可欠である。まず考えられる方法としては、コミュニティにおける「憲章」のような、理念的で大きな「ルール」を作成することである。そしてそれは明文化（ツール化）することで、メンバーが担うべき「ロール」を認識させやすくなる。特に、自治会・町内会の参加率が低いなど、伝統的な地区組織活動の基盤が弱い地域の場合、より多くの住民がコミュニティを意識することがまず重要であろう。集合住宅などの場合、一つの案として、スウェーデンヒルズの建築協定にみられるような形で、予め理解を求めたうえで入居してもらうことも考えられる。いずれにせよ、コミュニティのメンバーが、特に健康と関わる点において「どのようなコミュニティに所属しているのか／これから所属するのか」ということをイメージできることが必要であり、これによって、コミュニティそのものの「キャパシティ」が定まると言っても過言ではない。

　この「憲章」のもっともわかりやすい例として、先に述べた、WHOのオタワ憲章が契機となって始められた「健康都市」運動、および各都市で制定されている「宣言」が挙げられる。「健康都市」は、「健康を支

える物的および社会的環境を創り、向上させ、そこに住む人々が、相互に支え合いながら生活機能を最大限に生かすことのできるように、地域の資源を常に発達させる都市」(WHO 西太平洋地域事務局, 2000)であり、「都市」を大きなセッティングとして、オタワ憲章の具体的実現を図る、包括的な取り組みである（高野, 2002）。WHO 西太平洋地域事務局の呼びかけで 2003 年に設立された「健康都市連合」には、2013 年 7 月時点、日本の 28 都市が参加している（http://japanchapter.alliance-healthycities.com/index.html）。参加都市の一つである千葉県市川市で開催された「第 3 回健康都市連合国際大会」において、2008 年 10 月 25 日に採択された「健康都市市川宣言」には、以下のことが明記されている。

―健康で安全な都市社会の実現のため、市民、地域グループ、民間団体とともに取り組みを進める
―人々の健康を高めることを目指す、総合的な公共政策を進める
―学術団体や地域と連携し、根拠に基づく対策（Evidence-based Actions）を進める
―広範な健康の社会的決定要因への対応と健康格差の解消のため、行政組織内の様々な部門の連携を進める
―各地域の先進的な取り組みから得られる教訓を共有することにより、相互の情報共有を進める

　さらに、「行動の要請」として、「人々と地域の能力開発」「都市と学術界の連携促進」「国際的な連携促進」の 3 点について、具体的な取り組み方針が述べられている。特に、「人々と地域の能力開発」について、「地域間の強固な相互関係を促進するための場（Settings）を設ける」「地域間の協力関係を築くため、組織的な取り組みを促進する」「地域に根ざして活動し健康都市を推進する人材が学ぶ機会を設ける」「取り組みから得られた教訓を世界の様々な地域で共有する」が挙げられており、本章で述べた様々な内容が凝縮されたものとなっている（以上、同宣言より抜粋）。

「健康都市」運動のガイドラインについては、WHO西太平洋地域事務局（2000）が詳しいため省くが、この例で著者らが重要だと考えるのが、こうした大きな「ルール」をまず制定し、明文化することによって、そのセッティングにおける「規範」の礎が築かれるということである。それによって、「従来までならば保健医療部門とは無縁であったかもしれない活動領域の人々にも健康の問題に深く関わってもらい、都市住民の健康を確保するためのしくみ」が可能となる（高野，2002）。「健康都市」運動は自治体レベルの大きな範囲のものであるが、より小規模のコミュニティ活動においても、その重要性は変わらないであろう。

　また、こうした「憲章」を制定するためにも、行政などの「制度を作る『ロール』を追っている人／組織」が、コミュニティづくりにおいて「ロール」を積極的に担えるようにすることも必要である（今村ら，2010）。

3-2 ｜「憲章」を実現するためのより具体的な「ルール」を考える

　次に重要なのは、制定した「憲章」をコミュニティのメンバーに認識してもらい、有効に機能させるための方法を考えるということである。せっかく「憲章」を制定しても、メンバーがその意図を正確に理解せずにコミュニティに参加していたり、徐々にそれを軽んじたりするのであれば、「憲章」の意味はない。一方で、ただメンバーの自発的な活動を待っているだけでは、時間がかかり、また、一部のメンバーだけの「参加」となってしまうことも考えられる。強い自発性を持って活動を開始する人（イニシエータ）だけでなく、"遠慮がち"ながらもコミュニティづくりに参加するような人たち（フォロアー）が「ロール」を担えるようにすることも重要である（今村ら，2010）。そのため、コミュニティ全体として「健康づくり」が実践されるために、それを実現するためのより具体的な「ルール」を設定する必要があると考えられる。特に、コミュニティのメンバーにとって、そのモデルとなりうるような活動を支援

し、これをきっかけとして自主的な活動ができるように促すことが一つの方法である。例えば国道交通調査（2010）の調査では、（一般的に居住者同士のつながりがあまりないと考えられる）「超高層型」のマンションが、小中規模型や団地型のマンションと比較して、居住者のサークル活動のきっかけに「管理組合の支援」を挙げる割合が高かったという。

　ただし、重要なのは、企業組織などの「ヒエラルキ型」の権力構造をもつ組織と違って、コミュニティの「ルール」は、必ずしも、それができないことで罰せられたり、そこに居づらくなってしまったりするような強制はできないということである（今村ら、2010）。あくまでも、「誰でも心地よく楽しめて、"参加"したいときに"参加"できる」ような「ルール」とその運用が求められる。

　コミュニティにおける健康づくりの「ルール」として代表的な例が、先に述べたような、企業の社員食堂を健康づくりの場に変えるような取り組みであろう。さらに、行政の施策としてこうした「ルール」を運用している興味深い例もある。その一つが、東京都杉並区が2009年から開始した「長寿応援ポイント」事業である。以下ではこの事業について詳しくみてみよう。

【東京都杉並区の「長寿応援ポイント」事業】

　杉並区は人口約54万人、65歳以上の高齢者は108,324人（高齢化率20.0%）である（2012年10月現在）。「長寿応援ポイント」は、このうち、主に「元気高齢者」を対象層に想定して企画されたものである。簡単に言えば、ポイント制度という仕組みを使って、「元気に活動するといいことがある」ということを区全体で実現しようとする取り組みである。以下では、区でこの事業を担当している高齢者施策課担当へのインタビュー結果（2012年3月に実施）、および区の資料をもとに詳しく述べたい。

　「長寿応援ポイント」事業は、「高齢者が自らの力を発揮し、いきいきとした高齢期を過ごすことができるよう応援するとともに、その活動が自らの健康長寿を図り、さらに互いの支えあいとなること」を目的と

している。事前に登録申請され、区が認定した団体の活動に参加する度に、活動に応じたポイントシールが配布され、1ポイント50円として、25ポイント以上貯めると商品券と交換できる仕組みだ。貯めたポイントのうち2割は、「長寿応援ファンド」という、高齢者や次世代を支援する地域貢献活動団体を助成するための基金に自動的に寄付されるのも特徴である（商品券交換分も含めすべて寄付にすることもできる）。

ポイント助成の対象となる活動は、①防犯、環境美化、高齢者・子ども・子育て・障害者の支援などの「地域貢献活動」、②銭湯を活用した"まちの湯健康事業"などの、行政が推進する「健康増進・介護予防活動等」、③歌や踊り、スポーツ、手工芸などの趣味活動を中心とした「いきがい活動」の大きく3つに分類されている。サークル団体やボランティア団体、NPOだけでなく、町内会や老人会（いきいきクラブ）、福祉施設も申請でき、このために新しく団体を立ち上げた例もある。「地域貢献活動」「健康増進・介護予防活動等」は60歳以上、「いきがい活動」は75歳以上の区民が対象だ。

2013年3月末における活動登録数は合計1,210活動であり、そのうち「地域貢献活動」は392（32.4％）、「健康増進・介護予防活動等」は182（15.0％）、「いきがい活動」は636（52.6％）である。また、活動申請時の登録延べ人数は27,229人であり、そのうち「地域貢献活動」は8,138人（29.9％）、「健康増進・介護予防活動等」は7,008人（25.7％）、「いきがい活動」は12,083人（44.4％）である。いずれも、「いきがい活動」の占める割合が大きいことがわかる。「申請書に書かれた延べ人数」という前提ではあるが、区内の高齢者の約4分の1が参加している計算になる。事業を開始してから2013年3月末までに配布したポイント数は計2,364,410ポイントに上っており、円に換算すると約1億2千万円となる。2012年度のポイント交換申請は5,370件で、交換ポイント数は631,975ポイントである。年間の1人あたり交換上限ポイントである600ポイントに到達した参加者も171人いる。

参加者の満足度は高く、区としても事業の成果を実感しているという。例えば区がポイント交換者に実施したアンケートによると、「暮らしの

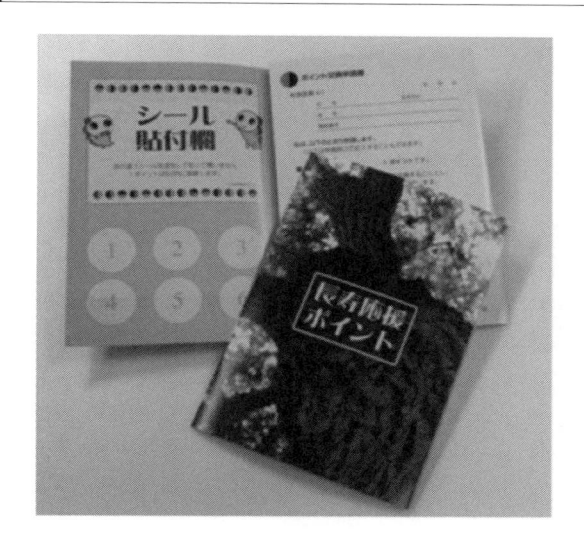

図表4-9　ポイントシール貼付け台紙（杉並区ホームページより）

変化」として、多くの回答者が「友人が増えた」「健康になった」「生きがいが増えた」「外出機会が増えた」と回答したそうだ。参加者は「シールをためるのが楽しい」「シールが励みになっている」と感じており、シールという「ツール」が高齢者の外出に一役買っているという。事業の検討段階においては、「高齢者の外出支援」が大きなキーワードであったそうであるが、その目的は順調に達成されているといえよう。

　さらに、この事業の成果はこれだけではない。「実は、この事業を始めたことによって、区がこれまで把握できなかった高齢者の活動実態がかなり具体的に見えてきたのも大きな成果です」と区担当者は言う。すなわち、ポイント利用に必要な活動登録によって、住民の地域活動の情報が整理・集約された結果、「思った以上に地域には多くの活動団体がある」ということを知ることができたのである。「地域貢献活動」や「いきがい活動」の内容は多岐にわたり、場合によっては、関連する他の課に情報提供をすることもあるそうだ。例えば、防犯パトロール活動であれば危機管理対策課や警察に、花壇の手入れ活動であれば公園課に、清

掃活動であれば環境課といった具合だ。高齢者支援として始められたこの事業が、さながら地域活動のデータバンクの役割も果たしているのである。

それ以外にも、活動申請をすることによって、改めて組織形態や活動を見直す団体もあり、形骸化していた町内会のパトロール活動が活発になるという例もあったそうだ。区が2011年に各登録団体でシールを管理する管理者915人にアンケートした結果によると、「事業参加による活動の変化」（複数回答可）として、「参加者のやる気の向上」「参加者の出席率の向上」「参加者の増加」「参加者同士のつながりの強化」が特に挙げられていた。また、商品券の流通が増えたことで、地域経済の活性化にもつながっているそうだ。なお、この事業はすべて自治体の予算から賄われているものであるが、区担当者は、「それに見合うだけの事業効果は得られていると考える」という。

自治体が把握していない地域活動がかなりある、というのは、杉並区だけに当てはまることではないであろう。自治体が地域住民のサクセスフル・エイジングを支援する役割を担うとすれば、まずは地域にどのような活動団体があるのかを把握することが重要となる。そのために「長寿応援ポイント」事業のような仕掛けが強力な「ツール」と成りうるのである。また、その仕組みをうまく設計することによって、高齢者の社会参加が促され、地域コミュニティの活性化にもつなげることができるのである。

3-3 資源を把握してお互いの「ロール」を認識してもらう

地域には様々な「ロール」を持った個人や組織が存在している。先に述べた健康づくり推進員や母子保健推進員、食生活改善推進員だけでなく、民生・児童委員、地区社協委員、日赤奉仕団などは、多くの地域に存在する住民組織であろう。また、健康・福祉とは直接関係はないが、自治会や老人会、婦人会、商店街、PTA、消防団、その他サークル活動

やボランティアグループ、NPO等の組織も数多く存在している。行政や企業などのフォーマルな組織も重要な役割を持つ。これらの組織は、それぞれの活動の中で、独自のネットワークや信頼関係などのソーシャル・キャピタルを蓄積していると考えられる。しかしながら、ともすれば、それぞれの個人や組織は個別の活動に終始してしまい、より大きなコミュニティの中で、互いの「ロール」を認識し、引き出し合い、つなげるような関係（橋渡し型ソーシャル・キャピタル）が必ずしもないことが多いのではないだろうか。

　コミュニティ活動がうまく機能するためには、そのメンバーの「ロール」が関係者の中でしっかりと認識され、また、メンバー自身が、活動に参加する意義を見いだしてなければならない。インターグループ・ワークがそのための一つの手法であるが、日常の様々な場面でも、そうした実践は可能である。例えば、これまで何度か触れてきた長野県須坂市の保健補導員活動の歴史が参考になるであろう。

【長野県須坂市の保健補導員と区長会の懇談会】

　須坂市の保健補導員会は、1966年の県知事表彰（母子衛生業務の推進に対して）、1967年の厚生大臣表彰（母子衛生・家族計画の普及に対して）をはじめ、厚生大臣表彰や県知事表彰、市長の感謝状や県医師会長表彰などを次々と受賞している。同会の資料によれば、2013年までに表彰された回数は実に28回にも上る。このように、現在でも活発な活動を続けていると評価されている須坂市の保健補導員組織であるが、実は、活動当初から円滑に活動ができていたわけではなかった。以下では、須坂市の活動が市に根付く転機になったと関係者が口を揃えて言う、1976年の「区長会との懇談会」という取り組みについて紹介したい（以下では、当時、須坂市で保健師として働いていた、元健康づくり課課長の田野口光子氏へのインタビュー、および当時の資料をもとに述べる。なお、インタビューは2008年3月に実施した）。

　須坂市保健補導員会の発足が20年を過ぎても、関係者は、「なかなか地域に保健補導員活動が根付かない」という悩みを抱えていた。例えば

10期の保健補導員からは、「20年も保健補導員活動を続けているのに、地域の担当世帯に声掛けすると、『保険やさんかい』と言われてしまう。もっと保健補導員を多くの市民に知ってもらいたい」という声が聞かれたという。

　そうした声に対して、市の保健師や補導員たちは、どのようにすれば保健補導員が市民に浸透するかを検討した。その結果、「自分の町（区）で活動するのであれば、その町で中心となっているのは区長だから、まずその区長に活動の内容を知ってもらわなければいけないのではないか」という話になった。区長によっては、保健補導員の活動に理解を示してくれる人もいたが、区長の多くは1年で交代してしまうため、保健補導員について全く知らないという人も少なくなかった。

　市には、「区長会」という、市内の区長同士が話し合いを持つための協議会がある。そして、その事務局が市役所内にあったため、区長会との話し合いの場を持たせてもらえないかと申し入れた。その結果、1976年10月に、区長会の理事会（役員と、市内各ブロックの長を合わせた約15名）と、保健補導員の理事会（9ブロックから計18名）で、懇談会の場を持つこととなった。会場は、当時の市民会館の大広間と決まった。補導員達は「おもてなし」をしようと、てんぷらを揚げたり、もろこしを茹でたり、漬物を持ってきたりした。区長会はお茶などの飲み物を用意した。

　当日の会では、保健補導員が普段どのようなことをやっているのかを発表した。活動報告を聞いて、「こんなに大事なことをやってくれているのか」と驚いた区長も多く、その重要性を再認識してもらったという。そして区長側から、「大切な活動をしてもらっているのだから、保健補導員を区の役員としてきちんと位置づけをしよう」と提案が出され、その場で保健補導員が区の役員になることが決議された。「区の役員」とみなされることで、地区の公会堂へ役員名を掲示したり、保健補導員宅に掲げるための表札を作ってもらえたりするようになった。これによって、区の役員として地域に認識してもらうことが可能となったという。さらに、区の役員として、活動費を予算化してもらうことにもなった。

会自体は1〜2時間程度のものであったが、保健補導員が区や区長を通して地域に理解され、浸透していくためには、大きな意味をもった懇談会であったという。また、区長の多くは1年で交代するため、この懇談会は毎年開催されることとなった（現在では、懇談会は地区ごとに開催されている）。「この懇談会はとても大事なことでした。その後の活動のすごく大きな原動力になったと思います」と田野口氏は言う。以来、須坂市では、全保健補導員と全区長が懇親を深めるための旅行や研修会を開催したり、区の持ち回りで毎月1回開催される保健補導員のブロック研修会に、担当区の区長を呼んで挨拶をしてもらったりと、区長を中心とした地域との連携を重視した活動を実施してきた。こうした活動の大切さは保健補導員にも周知され、各期の最初の研修会のときには、引継ぎ事項として「区長との連携の大切さ」は必ず挙げられていたという。
　須坂市の保健補導員が、現在でも地域からの理解を得ながら活動を続けていられるとすれば、それは、地域の健康づくりの推進だけでなく、地域との連携にも心を砕いてきたからだと考えられる。

3-4 新しい「居場所」をつくる

　先に述べたように、コミュニティの中に、「ツール」としての「気軽に立ち寄れる『場』」（石塚, 2004）をどのように設計し、運営していくかも重要である。単に物理的なスペースとするのではなく、コミュニティのメンバーが活動における様々な情報を得たり、休憩したり、居住者同士で気軽に会話したりするような「居場所」を設計できれば、お互いの「ロール」を認識し合うきっかけにもつながる。メンバー間の交流が少ないコミュニティにおいては、資源の把握にも結びつくと考えられる。こうした居場所をつくる代表的な取り組みが、現在、様々な地域で実施されている「コミュニティ・カフェ」であろう。全国のコミュニティ・カフェづくりを支援している長寿社会文化協会によれば、コミュニティ・カフェとは「地域社会の中で『たまり場』『居場所』になっているところの総称」（http://blog.canpan.info/com-cafe/（最終アクセス2014年8

月8日））とされる。コミュニティ・カフェの実態を調査した大分大学福祉科学研究センター (2011) によると、ほとんどのコミュニティ・カフェは、2000年以降に設置されたものだという。ここでは、そのうち、東京都港区にある「芝の家」の取り組みと成果をみていきたい。

【地域の新しい縁側「芝の家」】

　「芝の家」は、JR田町駅から徒歩約10分、国道一号線の喧騒から少し離れた一角に位置するコミュニティ・カフェである。木材を中心とした古材を駆使したその建物は、道を歩いていればふと吸い寄せられるような、「地域の縁側」と呼ぶにふさわしい雰囲気を醸し出している（実際、たまたま通りかかって「常連」となるケースも多く、そこからスタッフになった人もいるそうだ）。一歩足を踏み入れればホスピタリティあふれたスタッフが出迎えてくれる。くつろいだ雰囲気のなかで他の来場者やスタッフとの会話もはずみ、「ゆるやかな」つながりの輪が自然と形成されていくのを感じるであろう。

　「芝の家」は、東京都港区芝地区総合支所の「芝の地域力再発見事業」として、地域のコミュニティ形成を目的に、2008年10月に開設された。慶應義塾大学と、2008年に設立された三田の家LLP（有限責任事業組合）との共同事業として運営されているものである。この「三田の家」というのが、「芝の家」の前身ともいえるコミュニティ・カフェで、2007年に開設された。「芝の家」から徒歩にして5分程度の距離に位置し、曜日ごとに慶應義塾大学の教員等が「日替わりマスター」となり、それぞれ趣向を凝らしたテーマで運営されている（熊倉ら，2010）。その経験が「芝の家」にも活かされている。

　現在は週6日開室しており、取り組み内容は、地域のお年寄りなどがくつろげる「コミュニティ喫茶」、小学生などの子どもを対象とした「遊び場」、そして、そこで築かれたつながりから生まれた様々なプロジェクトなど、多岐にわたる。運営に関わるスタッフは、学生や地域住民などの様々な立場の人から構成され、有償／無償スタッフ、ボランティアなどあわせて40人となる（2011年度）。毎日3〜4名のスタッフで運

営され、その役割は、準備や片づけ、来場者との対話、業務日誌作成などに加え、来場者が「芝の家」のなかで役割を持つようにできるためのサポート（そのためには、何かしてくれたことへの感謝や、何かお願いをするなどの些細な関わりが重要であるという）、イベントや地域活動実施にあたっての資源や情報提供等の支援なども含まれる。三田の家LLPの代表で、芝の家プロジェクトファシリテータでもある坂倉杏介氏は、「まずは空間的に人が集まる場所をつくることが目的だった。その中から人のつながりが生まれ、事業が生まれる」とその意図を説明する（インタビューは2013年4月に実施した）。その言葉通り、実際に「芝の家」のつながりから生まれた事業は、花や野菜の鉢植えを育て、近所の住宅や商店の軒先に「里親」として預かってもらう「コミュニティ菜園プロジェクト」や、医師や栄養士などが中心となって「ハーブ喫茶」を運営する「えんす～ぷ」など、様々である。また、こうした活動が、地域の「インフォーマルな見守り活動」にもつながっているという。例えば「コミュニティ菜園プロジェクト」の「里親」は20軒を超え、その様子を見て回ることが、高齢者や子どもの見守り活動にもつながっているそうだ。

　「芝の家」の事業評価をまとめた報告書（慶應義塾大学グローバルセキュリティ研究所, 2012）によると、2011年までの年間開室日数は、平均約280日で、総来場者数は30,293人である。1日平均約33.1人の来場がある計算となる。2011年の来場者数を年代別にみてみると、29%が子ども、54%が大人、17%が高齢者と多世代にわたっていることがわかる。来場者に実施したアンケートの結果では（n=60）、「芝の家」への参加によって、71%が「元気になった」、73%が「地域のつながりが得られた」、76%が「地域への関心が高まった」と感じたという結果となっている。また、79%が「地域づくりに参加したいと思うようになった」と感じ、61%が「周辺の雰囲気や様子が変わった」と感じるなど、参加することで（主観的ではあるものの）来場者は元気になり、かつ「信頼」や「ネットワーク」などのソーシャル・キャピタルと関連した項目にも改善が認められた。報告書では、「芝の家」におけるソーシャル・キャピタル

の形成について、まず、来場者同士の「結束型ソーシャル・キャピタル」が生まれ、それが地域活動に結び付くことで他の組織や施設との「橋渡し型ソーシャル・キャピタル」となると考察されている。そしてこれらの結果から、「居場所型のコミュニティ形成支援が、都心部でも有効であることが実証された」と結んでいる。

　このように多くの「つながり」を作り出している「芝の家」であるが、それを呼び込む「雰囲気」を形作っているのは、懐かしさを感じさせる建物の設計だけではない。坂倉氏は、「『芝の家』で感じられるオープンな雰囲気は、スタッフが醸し出す空気や対応で決まる」と言う。そのため「芝の家」では、朝夕の2回、必ずスタッフミーティングを実施しているそうだ。朝のミーティングでは、その日の連絡事項等とともに、それぞれ自分の体調を報告・共有することになっているという。また、夕方のミーティングでは、その日の振り返りを行う。「その日に起こったことや感じたことを共有し、それを続けていくことで、『芝の家』として大切にしたいことが共有され、スタッフ同士の信頼感も形成されてくるのです。また、スタッフが、何かひっかかることがあったときに、一人で気持ちを持ち帰らないというのも大切なことです」と坂倉氏は言う。一方で、「芝の家」は初めから現在のような形ではなかった。最初の3〜4ヵ月はまず、近所の子どもが遊びに来たという。4〜5ヵ月たつと、徐々に大人たちも参加し始め、様々な世代が参加する現在の「芝の家」の形になるまで、約1年の時間を要したそうだ。

　「芝の家」の例が示すのは、「居場所」という「ツール」をつくり、メンバーやスタッフの「ロール」を引き出すしっかりとした「ルール」をつくることで、ある程度の時間がかかるものの、つながりの希薄とされる都心部においてもコミュニティづくりは可能だということである。そしてそこには、本章でみてきた様々なコミュニティづくりの要素をみてとることができるのである。

第4章 引用文献

- Aida, J., et al. (2009). The different effects of vertical social capital and horizontal social capital on dental status: a multilevel analysis. Soc Sci Med, 69(4),512-518.
- Aida, J., et al. (2011). Assessing the association between all-cause mortality and multiple aspects of individual social capital among the older Japanese. BMC Public Health,11: 499.
- Alinsky, S. D. (1969). Reveille for Radicals (2nd ed.). Chicago, Ill.: University of Chicago Press.（長沼秀世（訳）．（1972）．市民運動の組織論：未来社）
- Bandoni, D.H., et al. (2011). Impact of an Intervention on the Availability and Consumption of Fruits and Vegetables in the Workplace. Public health nutrition, 14(6), 975-981.
- The Community Tool Box（http://ctb.ku.edu/en/default.aspx），（最終アクセス 2014年8月8日）．
- Fawcett, S.B., et al. (2000). The Community Tool Box: A Web-Based Resource for Building Healthier Communities. Public Health Reports, 115(2-3), 274-278.
- Freire,P. (1970). Pedagogy of the Oppressed. New York: Seabury Press.（三砂ちづる（訳）．（2011）．被抑圧者の教育学―新訳：亜紀書房）
- Goodman, R. M., et al. (1998). Identifying and Defining the Dimensions of Community Capacity to Provide a Basis for Measurement. Health Education and Behavior, 25(3), 258-278.
- Harpham, T., et al. (2002). Measuring social capital within health surveys: key issues. Health Policy and Planning 2002, 17(1),106-111.
- Hillery, A. (1955). Definition of community: Areas of agreement. Rural Sociology, 20, 111-123.（山口弘光（訳）．（1978）．コミュニティの定義，鈴木広（編）．都市化の社会学（増補版）．, 303-321：誠信書房）
- Islam, K. M, et al. (2006). Social capital and health: Does egalitarianism matter? A literature review. International Journal for Equity in Health, 5:3.
- Kawachi, I., et al. (1997). Social capital, income inequality, and mortality. American Journal of Public Health, 87(9), 1491-1498.
- Kawachi, I., et al. (1999). Social capital and self-rated health: a contextual analysis. American Journal of Public Health, 89(8), 1187-1193.
- Kawachi, I., et al. (2000). Social Cohesion, Social Capital, and Health. In Berkman, L & Kawachi, I (Eds.), Social epidemiology, 174-190 : Oxford University Press.
- Kawachi, I., et al. ed. (2008). Social Capital and Health : Springer Science.（藤澤由和ら（監訳）．（2005）．ソーシャル・キャピタルと健康：日本評論社）
- Kretzmann, J.P., et al. (1996). Assets-based community development. National Civic Review, 85, 23-29.
- Krishna, A., et al. (2000). Cross-cultural measures of social capital: a tool and results from India and Panama. Social Capital Initiative Working Paper no.21. Washington DC: World Bank.
- Lane, R. (1939). The Field of Community Organization. Proceedings of the national conference of social work, 495-511: Columbia University Press.
- Lin,N.(1999). Building a network theory of social capital. Connections, 22(1), 28-51.
- Lin,N.(2001). Social capital: A theory of social structure and action. Cambridge, UK : Cambridge University Press.
- Lowe, M.R., et al.(2010). An Intervention Study Targeting Energy and Nutrient Intake in

Worksite Cafeterias. Eat Behav, 11(3), 144-151.
- MacIver, R.M.(1924). Community: A Sociological Study; Being an Attempt to Set Out the Nature and Fundamental Laws of Social Life, Macmillan and Co., 3rd ed.（中久郎ら（監訳）．（2009）．コミュニティ：ミネルヴァ書房）
- Minkler,M., et al.(2008). Improving health through community organization and community building. In Glanz,K., et al. (eds.), Health behavior and health education: theory, research, and practice. 4th ed. San Francisco: Jossey-Bass.
- Minkler,M., et al.(2012). Improving health through community organization and community building. In M. Minkler (ed.), Community organizing and community building for health and welfare. 3rd ed. New Brunswick, N.J.: Rutgers.
- Narayan, D. (1999). Bonds and Bridges: Social capital and poverty. Mimeo. Washington DC: World Bank.
- Newstetter, W. (1948). The Social Intergroup Work Process. Proceedings of the national conference of social work, 205-217 : Columbia University Press.
- Nyswander, D. B. (1956). Education for Health: Some Principles and their Application. Health Education Monographs, 14, 65-70.
- Pekkanen，R. (2006). Japan's Dual Civil Society -Members Without Advocates-: Stanford University Press.
- Putnam, R.D. (1993). Making Democracy Work: Civic Traditions in Modern Italy: Princeton University Press.（河田潤一（訳）．（2001）．哲学する民主主義：NTT出版）
- Putnam, R.D. (1995). Tuning In, Tuning Out: The Strange Disappearance of Civic America. Political Science and Politics, 28(4), 664-683.
- Putnam, R.D. (2000). Bowling Alone: The Collapse and Revival of American Community: Simon & Schuster.（柴内康文（訳）．（2006）．孤独なボウリング―米国コミュニティの崩壊と再生―：柏書房）
- Ross, G., et al. (1998). Community Organizing: Building Social Capital as a Development Strategy: SAGE.
- Ross, M. (1967). Community Organization: Theory, Principles, and Practice: Harper & Row.（岡村重夫（訳）．（1968）．コミュニティ・オーガニゼーション 理論・原則と実際：全国社会福祉協議会）
- Rothman, J.(2001). Approaches to Community Intervention. In Rothman, J., et al (eds.), Strategies of Community Intervention. Itasca, Ill: Peacock Publishers.
- Szreter, S., et al. (2004). Health by association? Social capital, social theory, and the political economy of public health. International Journal of Epidemiology, 33, 650-667.
- Walter.C., et al. (2012). Community Building Practice. In Minkler, M (ed.), community organizing and community building for health and welfare. (3rd ed.) New Brunswick, N.J.: Rutgers.
- Wilkinson, R.G. (1996). Social cohesion and social conflict，Unhealthy Societies: the afflictions of inequality : Routledge.
- Woolcock, M. (2001). The Place of Social Capital in Understanding Social and Economic Outcomes. Canadian Journal of Policy Research, 2(1), 11-17.
- World Health Organization (WHO). (1986). Ottawa Charter for Health Promotion.
- WHO西太平洋地域事務局．（2000）．健康都市プロジェクト展開のための地域ガイドライン（日本語翻訳版）．
- イチロー・カワチら．西信雄他（監訳）．（2004）．不平等が健康を損なう：日本評論社．
- テンニエス（著）．杉之原寿一（訳）．（1957）．ゲマインシャフトとゲゼルシャフト（上・下）：岩波文庫．
- JOICFPドキュメント刊行委員会．（2011）．須坂の母ちゃん頑張る（復刻版）：須坂市．

- 相田潤ら．(2011)．健康の社会的決定要因（10）ソーシャル・キャピタル．日本公衆衛生雑誌，58（2），129-132．
- 浅野章子．(2009)．須坂市における保健補導員の育成支援による地域づくり―これまでとこれから―．保健師ジャーナル，65（10），836-842：医学書院．
- 石塚雅明．(2004)．参加の「場」をデザインする：学芸出版社．
- 稲葉陽二．(2007)．ソーシャル・キャピタル：生産性出版．
- 稲葉陽二．(2011)．ソーシャル・キャピタル入門：中公新書．
- 市田信行ら．(2005)．ソーシャル・キャピタルと健康．公衆衛生，69（11），914-919．
- 一般財団法人日本食生活協会．食生活改善推進員とは（http://www.shokuseikatsu.or.jp/kyougikai/index.php），（最終アクセス 2014 年 8 月 8 日）．
- 今村晴彦ら．(2010)．コミュニティのちから：慶應義塾大学出版会．
- 今村晴彦．(2010)．コミュニティを支える保健師のちから．保健師ジャーナル，66（12），1070-1077．
- 今村晴彦ら．(2011)．地区組織活動についての全国調査結果から．保健師ジャーナル，67（2），119-126．
- 岩崎信彦ら（編）．(1989)．町内会の研究：御茶の水書房．
- 岩永俊博．(2003)．地域づくり型保健活動の考え方と進め方：医学書院．
- 大分大学福祉科学研究センター．(2011)．コミュニティカフェの実態に関する調査結果[概要版]．
- 尾島俊之．(2008)．ポピュレーション・アプローチとアセット・モデル．日本公衆衛生雑誌，55（10），733-736．
- 金子郁容．(1998)．ボランタリー経済の誕生：実業之日本社．
- 金子郁容ら（編著）．(2009)．コミュニティ科学：勁草書房．
- 瓦井昇．(2003)．福祉コミュニティ形成の研究：大学教育出版．
- 北山秋雄ら．(2000)．コミュニティ・ミーティングガイド：日本看護協会．
- 久保田智之．(2008)．見直される社内運動会が組織のコミュニケーションを活性化させる．健康保険，62（8），26-29．
- 熊倉敬聡ら（編著）．(2010)．黒板とワイン―もう一つの学び場「三田の家」：慶應義塾大学出版会．
- 慶應義塾大学グローバルセキュリティ研究所．(2012)．芝地区の新たなコミュニティ創造事業に関する調査研究研究報告書：昭和の地域力再発見事業の評価．
- 健康都市連合．(2008)．健康都市市川宣言．
- 健康都市連合日本支部．健康都市連合とは（http://japanchapter.alliance-healthycities.com/index.html），（最終アクセス 2014 年 8 月 8 日）．
- 厚生労働省．(2012)．健康日本 21（第 2 次）の推進に関する参考資料（案）．
- 厚生労働省（健康局長通知）．(2013)．地域における保健師の保健活動について．
- 国土交通省．分譲マンションストック数（http://www.mlit.go.jp/jutakukentiku/house/torikumi/manseidata.htm），（最終アクセス 2014 年 8 月 8 日）．
- 国土交通政策研究所．(2010)．マンションの適正な維持管理に向けたコミュニティ形成に関する研究．国土交通政策研究第 91 号．
- 国民生活審議会総合企画部会．(2005)．コミュニティ再興と市民活動の展開．
- 国民生活審議会調査部会コミュニティ問題小委員会．(1969)．コミュニティ―生活の場における人間性の回復―．
- 近藤克則．(2005)．健康格差社会：医学書院．
- 近藤克則（編）．(2007)．検証「健康格差社会」：医学書院．
- 近藤克則ら．(2010)．ソーシャル・キャピタルと健康．行動計量学，37（1），27-37．
- 産労総合研究所．(2010)．2009 年社内行事と余暇・レク活動等に関する調査．賃金事情，2582，12-19．

- 産労総合研究所．(2012)．タニタ「歩数イベント」やヘルシーな社員食堂など創意あふれる施策で社員の健康管理を充実．人事実務，49（1111），16-21．
- スウェーデンハウス株式会社．(2004)．スウェーデンハウスの20年．
- 須坂市保健補導委員会（編集・発行）．(2008)．50年のあゆみ．
- 福田巌．(2009)．地縁による団体の認可事務の状況等に関する調査結果について．地方自治，737，116-128．
- 副田義也．(1968)．コミュニティ・オーガニゼイション：誠信書房．
- 高野健人．(2002)．健康都市プロジェクト．日本衛生學雑誌，57（2），475-483．
- 田中重好．(1990)．町内会の歴史と分析視点．倉沢進ら（編著）．町内会と地域集団：ミネルヴァ書房．
- 長寿社会文化協会．全国コミュニティカフェ・ネットワーク（http://blog.canpan.info/com-cafe/），（最終アクセス2014年8月8日）．
- 内閣府国民生活局市民活動促進課．(2003)．ソーシャル・キャピタル—豊かな人間関係と市民活動の好循環を求めて—．
- 長野県保健補導員会等連絡協議会．(1973-2012)．長野県保健補導員等研究大会（第1回〜第40回）．
- 長野県国民健康保険団体連合会（編）．(1988)．信濃の国保五十年史．
- 日経ビジネス．(2006)．社内行事の効用運動会に燃える若手社員．日経ビジネス，1350，130-132．
- 橋本正巳．(1955)．公衆衛生と組織活動：誠信書房．
- 久常節子．(1987)．住民自身のリーダーシップ機能：勁草書房．
- 久常節子．(1982)．地域保健における住民の主体形成と組織活動—松川町の事例を中心として—．民族衛生，48（2），70-93．
- 広井良典ら（編著）．(2010)．コミュニティ：勁草書房．
- 広井良典．(2009)．コミュニティを問いなおす：ちくま新書．
- 福田吉治（監修）．(2008)．一目でわかるヘルスプロモーション：理論と実践ガイドブック：国立保健医療科学院．
- 朴沢広子．(2012)．社員食堂を場とした従業員の健康づくりに関する調査．慶應義塾大学大学院健康マネジメント研究科修士論文．
- 星旦二ら（編）．(2010)．地域保健スタッフのための「住民グループ」のつくり方・育て方：医学書院．
- 松下拡．(1981)．健康問題と住民の組織活動—松川町における実践活動：勁草書房．
- 松下拡ら（監）．(1984)．目でみる組織活動の手引きⅠ：医学書院．
- 松島松翠ら．(2011)．衛生指導員ものがたり：佐久総合病院．
- 宮坂忠夫ら．(1976)．地域保健におけるCommunityOrganizationと住民参加．民族衛生，42（5），271-289．
- 宮坂忠夫ら（編著）．(2006)．健康教育論（最新保健学講座別巻1）：メヂカルフレンド社．
- 山口稔．(2010)．コミュニティ・オーガニゼーション統合化説：関東学院大学出版会．
- 山崎丈夫．(2006)．地域コミュニティ論（改訂版）：自治体研究社．
- 鑓溝和子．(2013)．母子保健行政と地域組織活動．厚生労働科学研究費補助金分担研究報告書戦後の母子保健行政の歴史—各時代における重要施策の形成過程と成果に焦点を当てて—．
- 吉原直樹．(2011)．コミュニティ・スタディーズ：作品社．

付録

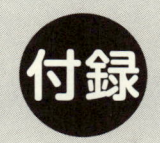

具体的な支援に向けて

　最後のまとめとして、第1章から第4章までに述べてきた理論・考え方をまとめて、実践に向けての具体例として、健康サポートチャートを掲載する。これは、個人レベルの対人サポートとその個人をとりまくコミュニティレベルのサポートを合わせて行っていく健康サポートを想定し、両者を対比して時間の流れを追って行うべき項目をリストアップしたものである。必ずしもこの順で並んで行う必要はないし、ステップ間の時間間隔も一概には決められないが、より具体的な資料として、提示する。
　個人レベルのアプローチについては、健康サポートチャートの各ステップを具体的に行うためのシートを作成した（健康サポートワークシート）。コミュニティレベルについては、本文の参照ページを記載した。
　最後に、著者らが関わった具体的な健康サポート事例として、2つの事例について、紹介した。

健康サポートチャート

	個人	コミュニティ
ステップ1	**現在の生活習慣の把握** 現在、参加者がどのような生活習慣を送っているかを把握する。参加者に調査票などを用いて把握すると共に、健康サポーターがヒアリングなどで補っていくと望ましい。	**課題と資源の把握** 行動を起こすコミュニティの基盤となるセッティングを考える（p.167）。そのうえで、健康調査や公開されている統計資料を用いた学習活動、コミュニティメンバーとの意見交換等で、コミュニティの健康や生活習慣に関する課題を把握する（p.155）。また、あわせて、コミュニティ内に存在する各種資源を把握する。資源は、地域のリーダー役、グループ活動、各種機関、運動環境等が考えられる。
ステップ2	**これまでの生活習慣の振り返り** これまでの生活習慣を良い状態に変化することができた経験の想起を行う。そして、成功に役立ったことはどんなことか、妨げとなったことはどんなことかを検討する。	**コミュニティの特徴をとらえる** ステップ1で把握したコミュニティの各種資源をもとに、現時点でのコミュニティの設計図を作る。概念的には、「コミュニティ・キャパシティ」や「ソーシャル・キャピタル」（特にその類型）が参考になる（p.158）。また、それらを「ルール」「ロール」「ツール」の考え方で整理をするとわかりやすい（p.171）。
ステップ3	**行動目標の設定** 現在自分が達成したいと思っているような目標をできる限り列挙し、その中から一番達成したいものを一つ選ぶ。この時、目標はより具体的で、行動として成り立つものであることが重要である。目標としたいことを書き上げることで視覚的に再認識することもでき、また健康サポーターと参加者との間で共有しやすくなる。	**コミュニティの目標の設定** そのコミュニティとして何をするべきか、何をしたいかという目標を設定する（問題選択）。ステップ1で把握したコミュニティメンバーの健康度等の特徴をもとに、コミュニティとして最も重要なテーマを決定し、ステップ2で整理したコミュニティの特徴ををもとに、可能なアプローチを考える。設定した目標が、解決可能かどうか、また、多くのコミュニティメンバーが参加し得るようなものとなっているか（参加と関連性）が重要である（p.158）。

	個人	コミュニティ
ステップ4	**行動の妨げになることに対しての対策** あらかじめ、行動の妨げとなる障壁をできるだけ予測し、その対策を具体的にたてる。障壁には、人的なもの、状況的なものなど、分類して考えていくとわかりやすい。	**考慮すべき事項** ステップ3で設定した目標を実現するために、考慮すべき事項をまとめる。その際には、RE-AIM（Reach, Effectiveness, Adoption, Implementation, Maintenance）の考え方が役に立つ（p.130）。これらの各項目は、そのまま、プログラムの評価指標ともなる。また、健康サポーターとしての4つの「ロール」（①ガイドとしての役割、②力をそえる人としての役割、③専門技術者としての役割、④社会的治療者としての役割）を確認しておくことも重要である（p.175）。
ステップ5	**目標達成をサポートしてくれる人的資源の確認** 目標達成のために、誰がどのように支援してくれそうか確認する。健康サポーターは、参加者の気づいていない人的資源を発見するためにも、ヒアリング等によって参加者の人間関係について把握しておくとよい。	**プログラム協力者の確認** ステップ1で把握したコミュニティ内の人的資源（地域のリーダー役やグループ活動）を中心に、プログラムに協力してくれそうな人を探す。協力者は、行政などの専門機関、およびそこに所属する保健師などの専門家も考えられる（もちろん、行政や専門機関が中心となることもある）。
ステップ6	**タイムマネジメント** 1日の行動の中で優先順位を考えるために、参加者自身が1日の行動を振り返り、その重要性を評価してみる。そして、目標達成のための行動をどのように日常生活に取りこんでいくか検討する。目標のための行動が「しなければならない」から「したいこと」に変わっていくことが望ましい。	**期間の確認** プログラム関係者でディスカッションを行う。まずは、何をいつまでに実施するか、という期間の確認である。コミュニティづくりは、数カ月〜数年の長期スパンで考える必要がある。すぐに成果を得られると考えるのではなく、コミュニティメンバーが無理のない範囲で、現実的に取り組めるスケジュールを設定する（参加と関連性、p.158）。

	個人	コミュニティ
ステップ7	**行動をおこすことによる利益の確認** 行動することへの動機づけを高めるために、参加者自身がその行動をとることで、どんな利益が得られそうか、できるだけ列挙する。	**利益の確認** 次に、目指すコミュニティづくりを行うことによって、コミュニティ内にどのような利益がもたらされると良いかを考えてみる。ここでいう利益は、コミュニティメンバーの健康改善の他に、「ソーシャル・キャピタル」の向上など、コミュニティの「エンパワーメント」(p.158) そのものである可能性もある。
ステップ8	**自分へのご褒美（インセンティブ）を設定** 目標達成ができた際に、参加者自身が、自分にどのようなご褒美をあげるかを検討する。行動促進のために、行動を起こす楽しみとなる要素を設定する。	**インセンティブの設定** コミュニティの「憲章」を考えてみる。また、コミュニティメンバーが活動を積極的にしたくなるようなインセンティブを考え、「ルール」化する (p.182)。インセンティブは、メンバーで共通のコミュニケーションツールを持つというものでも良いし、「楽しい時間を共有する」というのも大きなインセンティブとなる。その際に、新しい「居場所」をつくることも有力な方法である (p.189)。
ステップ9	**目標の確認** これまでの流れをふまえて、短期的ゴールと長期的ゴールを設定する。目標は具体的であればあるほど、達成しやすく、また1つずつステップアップできることが重要である。一度に大きな目標を立てず、努力すれば到達可能な短期目標をたて、参加者が自信を持つことができ、1つずつ達成できるようにすると効果的である。 また、目標達成のための行動の実施や、障壁についてイメージし、不安な要素があったら、再度検討をする。	**目標の確認** これまでの流れをふまえて、目標を最終的に確認する。上記の通り、コミュニティづくりは長期スパンで考える必要があるが、短期的にも、何らかの変化がメンバーやコミュニティ全体に起こり得る可能性もある。特に、成果をなるべく客観的に把握できるような、可視化された目標を設定すると、それ自体が「ツール」となりプログラム評価やフィードバックに役立つ (p.172)。また、活動の結果、コミュニティがどのような姿になっているかという具体的なイメージをコミュニティメンバーで共有しておくのも重要である。

| 個人 | コミュニティ |

行動／プログラムの実施

	個人	コミュニティ
ステップ 10	**行動実施と客観的評価** 行動実施について、客観的評価を行う。行動したことの成果や、参加者自身の気づき、目標達成できた理由などを列挙する。	**プログラムの評価** 実施したコミュニティづくりの活動について、評価を行う。予め設定したコミュニティ活動の目標についての可視化された評価に加え、メンバーがどのように感じたかの質的な評価もあわせて実施することも重要である。
ステップ 11	**自信をつける** 目標達成に失敗した時などは、自身の意志や行動を否定的にとらえがちであったり、行動遂行ができなかったことに対して自身の責任を回避することもある。成功した場合には、自身の行動と結果に随伴性を持てることで、自信感が高まり、次の行動へとつながりやすくなる。また、健康行動をとるのが難しい、とこれまでなら諦めてしまうような状況でも、少し発想を変えることで、続けていくことができる。そのため、考え方の転換やポジティブ思考、新しい着眼点の発見などに着手することが重要である。	**コミュニティメンバーへのフィードバック** 目標通りの成果が得られたにせよ得られなかったにせよ、この活動で何がもたらされたかについて、コミュニティメンバーへ明示する形でフィードバックを行う。特に、可視化された成果については、それ自体が「ツール」となり、メンバーの自信や、次の活動へのモチベーションにつながると考えられる (p.172)。
ステップ 12	**さらに続けていくために** 行動を振り返り、参加者が最も行動が妨げられた時など、ハイリスクな状態について思い返す。そして、今後、同様の状況が起きた時にはどのように対処することができるかを検討する。目標行動が維持継続できている時期にさらに続けていくための対策を提案する。 ①逆戻り防止　②自己評価 ③ステップアップ　④新たな取り組み ⑤ピットフォールの予測 ⑥心身の健康状態チェック	**メンバー・協力者による振り返りと継続** フィードバックされた情報をもとに、設定した目標を振り返り、次の段階としてどのような活動を行うかを考える。メンバーが継続して参加することができるように、再度「問題選択」「参加と関連性」を考慮する (p.158)。また、活動によって、コミュニティに新しい資源が加わる、あるいは認知されることが考えられる。それを次の段階の活動にどのように組み込んでいくかも重要である。コミュニティの「ルール」「ロール」「ツール」を、再度整理するとわかりやすい (p.171)。

健康サポートワークシート

ステップ1 現在の生活習慣・健康状態、それに対する意識（準備状況）の把握

　現在参加者がどのような生活習慣を送っているか、現在の健康状態はどうか、それに対する本人の意識（準備状況）を把握する。（図表3-7参照）これは、調査票などを用いて把握するとともに、客観的な指標があれば利用するとともに、最終的には、健康サポーターが参加者に直接話を聞いて、補っていくことが望ましい。

　また、このステップは、1回限りではなく、定期的（たとえば半年に1回）にアセスメントし、効果を確認するとともに、次のステージを考える材料となる（図表3-2参照）

客観的な指標の例

身体活動量→活動量計を1～2週間装着し、状況を把握する。
　　　　　（モニタリングツールとしても有用である）
体力測定
血液検査・血圧測定
身体測定（身長・体重・体脂肪率・ウエスト周囲径など）
※ 健康診断や人間ドッグの結果も有効活用するといい。

ステップ2 これまでの生活習慣の振り返り

Q 今までに生活習慣を良い方に変えられた経験を思い出してください。

例 ●早起きになった ●油のとり過ぎを控えるようにした ●毎朝30分ランニングを開始した ●休みの日は仕事をしないようにした……など。

_____
_____
_____

Q その際に、成功の助けとなったことは何ですか？

_____
_____
_____

Q 逆に、妨げとなったことは何ですか？

_____
_____
_____

★ 例えば、「身体活動量を増やす」という目的であっても、方法はいろいろあり、参加者の生活スタイルや、特性なども考慮して目標設定をしていく必要がある。これまでの生活習慣の振り返りによって、参加者の苦手なところ、得意なところなどを把握し、どのようなアプローチが効果的かを検討するとともに、参加者自身にも自分の生活習慣などの自覚を促す。

健康ワークシート

ステップ3 行動目標の設定

Q 今あなたがやってみたいことは何ですか？ やってみたいと思う行動を10個あげて下さい。その際に、行動の内容は具体的にして下さい。

例 ×＝体力をつける → ○＝毎日1万歩以上歩く

1. _____ 2. _____

3. _____ 4. _____

5. _____ 6. _____

7. _____ 8. _____

9. _____ 10. _____

Q 上記10個の行動から、一番やってみたいもの、すぐにやってみたいものを1つ選んで、番号に○をつけて下さい。

★ 目標設定は、漠然としたものではなく、より具体的な内容にすることが必要である。そのために、いきなり1つだけ目標を決定するのではなく、数多く列挙してもらう。記載してもらうことで、参加者自身も自分の希望を視覚化でき、客観的に「本当に何がしたいか」を考えることができる。項目が細かすぎ、たくさんありすぎても混乱するので、10個程度にとどめ、その中から一番やってみたいものを1つ選んでもらう、という方法が効果的である。この際、参加者のあげる項目が漠然としたものであったり、目標達成に無理のあり過ぎるものであったりする場合には、健康サポーターが参加者の要望を聞き取り、参加者本人の希望をふまえた、より現実的な目標設定となるように誘導していく必要がある。そして、参加者と「本当にやりたいこと」を共有することが大切である。

ステップ4 行動の妨げになることに対しての対策
〈行動を起こす前に〉

Q あなたが行動を起こすのに、障害となる事柄がありますか？ ある場合には、どうやってそれを防ぐかを考えて、具体的に記入して下さい。

障壁となる事柄	防ぐ方法
例 仕事が忙しくて運動する時間がとれない。	きちんとした時間はとれなくても、バスを使わずに徒歩にすることで歩く量を増やす。

★ あらかじめ、行動の妨げとなるものへの対策をしておくことで、無気力化（予測不能な妨害が入ることによって、やる気が失せてしまう）などを防ぐ。

★ 考え方のこつは IDEA。
  [I] identify　何が障壁になっているかを認識する。
  [D] develop　具体的な解決法をいくつか見出す。
  [E] evaluate　実際にどれを本当にやってみたいか、やることができるかなどをふまえて、解決法を検討する。
  [A] analyze　実際に解決策を実施した場合には、その方法を評価する。例えば5段階で評価し、最低評価の場合には、別の方法を考えてみる。

健康ワークシート　205

ステップ5 目標達成をサポートしてくれる人的資源の確認

5-1 周りの人達との関係

Q あなたの生活の中で、大切な人を思い浮かべてください。そして、下の図の真ん中をあなたとして、①「非常に親密で、その人がいない人生は想像できない人」→最も内側の円、②「それほど親密ではないが、とても大切な人」→2番目の円、③「それ以外であなたと親しく、あなたの生活にとって大切な人」→最も外側の円、に順番に記入してください。

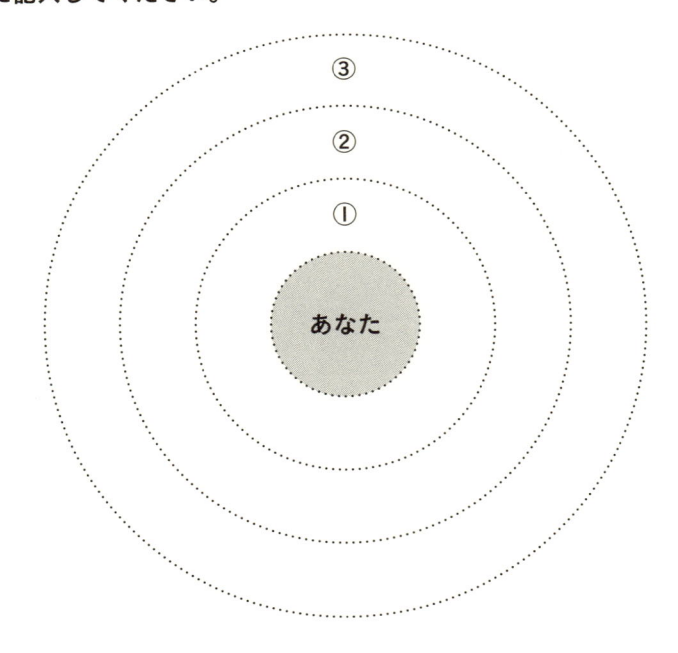

（同心円の図：中心に「あなた」、内側から①②③の円）

★ 参加者の現在の人間関係を明確にする。この作業によって、参加者自身が気づいていない支援者の存在も確認することができ、参加者の現在の人間関係や、ソーシャルサポートの有無などを把握することができる。具体的なソーシャルサポートの享受については、次のシートで把握する。

5-2 周りからのサポート

Q あなたが問題解決のために、周囲の人たちから得られるサポートにはどんなものがありますか。例を参考に、あなたの場合を考えてみてください。

どんな支援が必要？	誰が助けてくれる？	どのように？	どんなお礼ができる？
例 毎日運動するように声がけしてもらう。	同僚のAさん。	ちゃんとやっているかメールをしてもらう。	定期的に報告をしてお礼を言う。Aさんの趣味に合いそうなものをみつけたらプレゼントしたい。

★ 前図で確認した人間関係を元に、参加者が行動を継続していくのにサポートしてくれる人たちについて確認する。サポートにはいろいろな種類があることを説明し、誰がどのようなサポートをしてくれそうかを参加者と話し合う。

健康ワークシート

ステップ6 タイムマネジメント

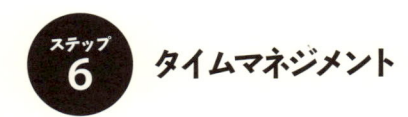

Q 誰にとっても1日は24時間です。物事の優先順位を考えてみましょう。昨日の1日を考えてみてください。15分以上かけて行ったことをリストアップしてみて、表の「行ったこと」に書いてみましょう。そして、あなたにとっての価値を、1＝とても価値が高い、2＝そこそこ価値が高い、3＝普通、4＝価値は低い、の4レベルに分けて、「価値」の欄に記入してみて下さい。

行ったこと	価値

Q 前頁の「行ったこと」の意味を考えてみましょう。

▶「しなければいけないこと」は何ですか？

_____
_____
_____

▶「したいこと」は何ですか？

_____
_____
_____

▶「時間があればすること」は何ですか？

_____
_____
_____

★ 1日の時間は限られているので、参加者が目標達成のための行動をうまく日常生活に組み込むことができるようにするためにも、生活の中での優先順位を検討する。特に身体活動は、健康のための義務で行う段階から、「楽しいから」「気分がよくなるから」などの、自ら望んで行動を起こす段階にしていくことで継続が容易になる。

健康ワークシート

ステップ7 行動をおこすことによる利益の確認

Q もし、あなたがその行動をおこしたとしたら、いいこと（利益、Benefits）はどんなことがあると思いますか？

_____
_____
_____
_____
_____
_____
_____
_____
_____
_____
_____
_____

★ 行動への動機づけを高め、行動によって得られる結果への価値を高めるためにも、行動を起こすことでどのような利益があるかを考えていく。できるだけ参加者の動機づけにつながるように、サポートしていく。

ステップ8 自分へのご褒美を設定

　自分で自分にご褒美をあげましょう。どんなことがいいですか？ゴールから遠のくご褒美ではなく（×少しやせたご褒美が特大パフェ）、ゴールに近づくご褒美にしましょう！

例 ●マッサージ・フェイシャルエステ・ネイルサロンに行く ●映画に行く ●スポーツ観戦に行く ●いいワインを１本買う ●髪型を変える ●アクセサリーを買う ●特別な入浴剤を買う ●新しいオーディオを買う ●ダンスクラスに入る ●（健康）雑誌を購読する ●歩きやすい靴を買う ●サイクリングツアーに行く ●１日ホテルでゆっくりする ●花を贈る ●小さくて高価なチョコレートを１つ買う ●友達と遊ぶ ●美術館に行く ●お気に入りのレストランに行く ●新しいCDを買う ●新しい自転車を買う ●新しいウォーキングシューズを買う ●ひとりの時間を楽しむ……

Q あなたのご褒美は何にしましょうか？

_____
_____
_____

Q さらに今後、プログラムを続けていく際の長期的なご褒美は…？

_____
_____
_____

★ 長期的な行動変容のために参加者には、他の人からのご褒美より自身が設けるご褒美（incentive）がより重要となる。自分自身が目標を達成したときのご褒美を考えてみてもらう。

健康ワークシート

ステップ9 目標の確認

Q これまでのステップをふまえて、あなたの目標を設定しましょう。

▸長期的ゴール

_____
_____
_____
_____
_____

▸短期的ゴール

_____
_____
_____
_____
_____

★ 参加者との十分な話し合いによって、目標を設定する。目標は具体的で、努力すれば到達可能な短期目標から設定していく。行動の実施に不安があるようであれば、もう一度ステップを見直し、検討する。

ステップ10 行動実施と客観的評価

Q この○日間で、あなたは目標達成のために、どのくらい努力できたと思いますか。目標が達成できたと思いますか。

1. かなり努力できた。
2. どちらかといえば努力できた
3. どちらかといえば努力できなかった
4. あまり努力できなかった

Q 目標が達成できた、もしくは、できなかった理由・原因は何だと思いますか？

_____
_____
_____

Q 今度目標を達成するためには、どのようなことに注意する必要があると思いますか？

_____
_____
_____

★ 実際に行動を起こしてみて、参加者自身が、自分の行動をどのように評価しているかを把握する。行動の評価については個人差が想定され、客観的には十分に行動できていても、低い評価であったり、逆に高すぎる評価である場合も考えられる。健康サポーターは、参加者の行動の実施度合いを客観的に評価し、行動の修正や継続などにつなげていくための働きかけを行うことが重要である。

健康ワークシート

ステップ11 自信をつける

　毎日の生活の中では、健康行動がとりづらいような状況が出てくることがあります。そのような場合でも、前向きに考えていきましょう。

例 今日はストレスが多くて、気が重い
　　前向き発想→運動をするとストレス解消になるというし、気持ちを明るくするためにも少し運動してみよう！

　　やることがたくさんあって忙しい
　　前向き発想→仕事の合間に気分転換のために、少しストレッチをしてみよう！

　　見たいテレビがあるから運動する時間がない
　　前向き発想→テレビは見るけれど、CMの間に軽くストレッチをしよう！

　このように、健康行動をとるのが難しく、これまでなら諦めてしまうような状況でも、少し発想を変えることで、続けていくことができます。

Q 次のうち、運動習慣に関連して、あなたが今までに感じたことがあるもので、特に多かったものを3つ選んで〇をつけて下さい。そしてポジティブな発想に書き換えてみて下さい。

1. 疲れ切ってしまって、何もしたくない
　　前向き発想→＿＿＿＿＿＿＿＿＿＿＿＿＿＿＿＿＿＿＿＿＿＿＿＿

2. 一緒に運動してくれる人がいない
　　前向き発想→＿＿＿＿＿＿＿＿＿＿＿＿＿＿＿＿＿＿＿＿＿＿＿＿

3. 忙しくて時間がとれない
　　前向き発想→＿＿＿＿＿＿＿＿＿＿＿＿＿＿＿＿＿＿＿＿＿＿＿＿

4. 運動することを習慣にできない
   前向き発想 →

5. 筋肉痛が残っている
   前向き発想 →

6. 家族も友人も協力してくれない
   前向き発想 →

7. 今週はずっと気分が良くない
   前向き発想 →

8. 外で運動するのはちょっと恥ずかしい
   前向き発想 →

Q 上記以外に、あなたが普段よく考えてしまうようなネガティブなことはどんなことがありますか。3つ記入してみてください。そしてポジティブな発想に書き換えてみて下さい。

1.
   前向き発想 →

2.
   前向き発想 →

3.
   前向き発想 →

★ 日常生活の中では、いろいろな理由があって、健康行動が妨げられることが多々あるので、できるだけ健康行動を生活習慣として定着させるために、これまでならやめてしまっていたような状況でも、健康行動を別の方法でとる機会と考えられるように、参加者をサポートすることが重要である。健康サポーターがサポートして、新しい着眼点や機会を見いだせるように配慮することが必要である。

ステップ12 さらに続けていくために

このステップでは、最初に立てた行動目標が実行できている時期に、さらに継続していくための対策となるワークシートを用意した。

12-1 逆戻り防止のための対策

Q あなたにとって逆戻りしそうなハイリスクな状態を3つあげてみてください。それぞれについて、どうしたら逆戻りしなくてすむか、対処方法を2〜3個ずつあげてみてください。

1. _____
   - 対処法 → ・_____
   - ・_____
   - ・_____

2. _____
   - 対処法 → ・_____
   - ・_____
   - ・_____

3. _____
   - 対処法 → ・_____
   - ・_____
   - ・_____

★ 行動継続のためには、しばらく行動ができていても、逆戻りしないように対策を立てておく必要がある。参加者自身に、自分に起こりそうなハイリスクな状態を想定させ、それに対する対処方法を考えさせてみる事で、多少の失敗はあっても大きく後退しないですみ、また、参加者自身もあきらめずに当初の行動に修正しやすくなる。健康サポーターは、参加者の状態を把握し、その人のハイリスクな状態や実現可能で効果的な対処方法などを、参加者と一緒に考えて検討していくことが重要である。

12-2 これからも続けていくために（自己評価）

Q 今までのプログラムの中で生じたポジティブな変化を3つあげてください。

1. ＿＿＿＿＿＿＿＿＿＿＿＿＿＿＿＿＿＿＿＿＿＿＿＿＿＿＿＿＿＿＿

2. ＿＿＿＿＿＿＿＿＿＿＿＿＿＿＿＿＿＿＿＿＿＿＿＿＿＿＿＿＿＿＿

3. ＿＿＿＿＿＿＿＿＿＿＿＿＿＿＿＿＿＿＿＿＿＿＿＿＿＿＿＿＿＿＿

Q 今までのプログラムの中であなた自身の強みや弱みについて気付いたことを3つあげてください。

▶あなたの強み	▶あなたの弱み
1.	1.
2.	2.
3.	3.

Q あなたが、ポジティブに変化できた秘訣は何だと思いますか？

＿＿＿＿＿＿＿＿＿＿＿＿＿＿＿＿＿＿＿＿＿＿＿＿＿＿＿＿＿＿＿＿＿＿

＿＿＿＿＿＿＿＿＿＿＿＿＿＿＿＿＿＿＿＿＿＿＿＿＿＿＿＿＿＿＿＿＿＿

＿＿＿＿＿＿＿＿＿＿＿＿＿＿＿＿＿＿＿＿＿＿＿＿＿＿＿＿＿＿＿＿＿＿

健康ワークシート

12-3 もう少し先に行ってみましょう！
〈身体活動編〉

もし可能なら、身体活動量をもう少し増やすことで、さらなる利益を得ることができます！ただし、けがをしたりしないようにすることが大事です！

Q 今の身体活動量を維持したいですか、増やしたいですか？

  1．維持したい   2．増やしたい

Q もし増やすとしたら、どうやって増やしたいですか？

  1．今行っていることの頻度を増やす
  2．ほかのアクティビティを加える
  3．一回の時間を延ばす
  4．強度を強くする

Q 具体的に考えてみましょう。

▶短期目標

▶短期目標のご褒美

▶長期目標のご褒美

▶セルフモニタリングの方法：歩数計／時間の記録

▶誰に何をサポートしてもらう？

▶新しいことは何？

▶想定されるハイリスクな状況は？

12-4 新たな運動の機会をみつけましょう！
〈身体活動編〉

Q 運動量を高く保つための新しい機会を見いだしましょう。あなたが参加できそうなコミュニティはどんなものがありますか？

_____

_____

_____

_____

_____

　例えば、健康サポーターが参加者の置かれた状況の中で利用可能なリソースを提示し、それを参考に、自分に合うもの、やりたいと思うものを次回までに探してきてもらう（できればトライしてもらう）とよい。

- サイクリングクラブ、ダンスクラブ、ファンラン・ファンウォーククラブ
- ゴルフリーグ
- フットサルチーム、バスケットチーム
- 早朝ラジオ体操グループ
- 太極拳サークル
- 周囲の運動施設（公園・公共の体育館・プール・グラウンドなど）
- さらに、身体活動量増加という意味では、ゴミ拾いとか、子供の安全のためのパトロールとか、花を植えるとか…運動というより主目的が別にあるような身体活動を行うことも意義がある。

★ 健康サポーターはなるべく具体的な情報の提供ができるといい。

12-5 ピットフォールに落ちないために

Q どんなとき、うまくいかなくなりそうか、予め考えてみましょう。例えばどんなことが考えられるでしょう？

❶ 正月

▶ どんなことが起こりそうですか？

_____

▶ それを防ぐ方法はどのようなことが考えられますか？

_____

❷ 風邪を引いたとき

▶ どんなことが起こりそうですか？

_____

▶ それを防ぐ方法はどのようなことが考えられますか？

_____

❸ 仕事が忙しすぎる

▶ どんなことが起こりそうですか？

_____

▶ それを防ぐ方法はどのようなことが考えられますか？

_____

❹ **天気が悪い**

▶どんなことが起こりそうですか？

_____

▶それを防ぐ方法はどのようなことが考えられますか？

_____

❺ **出張**

▶どんなことが起こりそうですか？

_____

▶それを防ぐ方法はどのようなことが考えられますか？

_____

❻ **親戚の具合が悪くなってしばらく看病にいかなくてはいけなくなった**

▶どんなことが起こりそうですか？

_____

▶それを防ぐ方法はどのようなことが考えられますか？

_____

❼ **他には？ [　　　　　　　　　　　　　　]**

▶どんなことが起こりそうですか？

_____

▶それを防ぐ方法はどのようなことが考えられますか？

_____

12-6 心身の健康状態チェック

Q この1ヵ月のあなたの気持ちについてうかがいます。以下の項目について、あなたの気持ちに最も近いと思う番号を1つだけ選んで○をつけて下さい。あまり深く考えずにお答え下さい。

		全くない	少しだけある	ときどきある	たいていある	いつもある
1	神経過敏に感じましたか	0	1	2	3	4
2	絶望的だと感じましたか	0	1	2	3	4
3	そわそわ、落ち着かなく感じましたか	0	1	2	3	4
4	気分が沈み込んで、何が起こっても気が晴れないように感じましたか	0	1	2	3	4
5	何をするのも骨折りだと感じましたか	0	1	2	3	4
6	自分は価値のない人間だと感じましたか	0	1	2	3	4

Q あなたが今ストレスに感じていることは何ですか？ 具体的に記入してみてください。

_____

_____

_____

Q あなたはそのストレッサーに対して、どのようなストレス対処を行なっていますか？

_____

_____

_____

　ストレッサーを感じていても、適切なストレス対策をすることで、ストレッサーの悪影響を減らすことができます！

★ ストレッサーが多くて支障が出ている参加者には、このような心理的健康状態の確認を行い、今の自分のストレス反応の状態を認識してもらうのも良い方法である。上記で用いている項目は、抑うつ尺度（KesslerのK6尺度の日本語版）である。合計得点は0～24点となり、得点が高いほど心理的健康状態が悪いこととなる。5点以上の場合には、心理的健康状態に配慮が必要であり、9点以上の場合には医療的配慮も必要であるとされている（Kesslerら, 2002 ; 古川ら, 2002）。ただし、5点未満であっても配慮が不要というわけではなく、9点以上であるから必ず医療的配慮が必要というわけではない。いずれにしても参加者が自分自身の状態を客観的に理解するためには有用であり、ストレッサーへの対処に役立つものとなる。健康サポーターは、参加者の状態を把握すると共に、具体的なストレッサーを把握したり、参加者と対処法（ストレスコーピング）を検討、相談、提案していくなどの工夫が必要である。詳しくは第2章を参照。

引用文献

- Blair, S. N., et al. (2011). Active living every day, 2nd ed. Champaign, IL: Human Kinetics.
- Kressler, R. C., et al. (2002). Short screening scales to monitor population prevalences and trends in non-specific psychological distress. Psychological medicine, 32, 959-976.
- 古川壽亮ら．(2002)．一般人口中の精神疾患の簡便なスクリーニングに関する研究、平成14年度厚生労働科学研究費補助金（厚生労働科学特別研究事業）　心の健康問題と対策基盤の実態に関する研究　研究協力報告書．
- 水口禮治ら．(1993)．適応の社会心理学的心理療法──コントロール・トレーニングの理論と技法──：駿河台出版社．

メタボ研究の例

　日吉のスポーツ医学研究センターで行った研究「メタボリックシンドローム・その予備群における効率的なライフスタイル改善法の探索（通称、メタボ研究）」では、個人へのライフスタイル修正の方法として、メタボリックシンドロームないしはその予備群を対象に、3ヵ月間の初期介入を行い、その効果を2年間にわたって長期的に検討している。先日2年後の評価が終わったAさんの例を紹介する。

　Aさんは51歳の男性、身長177cm、体重78kg、Body Mass Index（BMI）は$24.9m/kg^2$。ぎりぎり肥満の手前であるが腹囲は92.5cm、体脂肪率は24.4％、血液検査では、中性脂肪が159mg/dl、血糖が106mg/dl、血圧は118/87mmHg、メタボの診断基準をみたしていた。

　家族は妻と子ども2人。子どもは同居しているが、2人とも既に社会人である。仕事はほとんど座位。普段は比較的自由がきくが、多忙時には仕事量が非常に多く残業も多い。

　加速度計を1週間つけてみたところ、1日の平均歩数は3,000歩未満、中強度以上の活動は1日平均6分。スポーツは、若いころはバスケットボールを行っており、未だに仲間はマスターズに参加している。ゴルフが大好きではあるが忙しくて練習もままならず、ほとんどからだを動かしていない状況であった。マンションの14階に住み、自家用車を2台所有、車で通勤していた。食事は不規則で、朝食は抜くことが多く、昼もコンビニでアンパン、カップ麺＋ジュースといった組み合わせ。夜はビールと共に、主菜を多くとっていた（例えばチキンカツ＋豆腐1丁、卵……）。

　3ヵ月で体重を5kg減量。そして、ゴルフのスコアを伸ばしたい、バスケットボールのマスターズ大会にでるといった目標を設定した。

　週2回スポーツ医学研究センターに通い、1時間弱の運動を行った。日常生活でも歩数を増やすような努力をはじめた。

　3ヵ月後、体重は74kg、ウエスト90cm、目標には1kg足りなかったが、

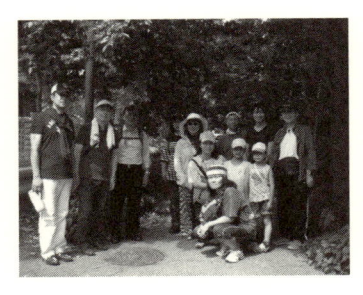

改善した。歩数は平均7,000歩、多い日には、18,000歩も歩くようになった。体力レベルはぐっと改善、自身でもゴルフのスコアがあがった、スイングの際に体幹がしっかりしてきた、などと効果を実感した。このころより、車は極力使わず、駅に出る際もバスから徒歩に切り替えた。さらに、ハイセンスの自転車を購入し、大概のところは自転車で移動するようになった。マンションの14階まで階段で上るのも苦でなくなった！　食事は3食必ずとるようになり、甘いものの間食はかなり減少した。ただし、仕事が忙しいと、食事は単品ものを"かきこむ"のが精一杯、本人も悪いことを自覚しているだけに、それがストレスになっている。

　ゴルフ仲間にもAさんの変化は注目の的となった。家族にも好影響を与え、健康のことを家族でも話すようになり、お年頃の娘さんも父親の変化に敬意を払っているようだ。

　そして2年後。体重は66.4kg、ウエスト84.5cm、体脂肪率19.2％。ちょうど検査の時期に仕事が忙しく、思うような生活ができていなかったのが残念な様子。それでも、体力は向上したまま維持、食事内容は改善の余地はあるが、締めにアイスクリームを食べる習慣は完全になくなった、と本人も自覚するように、以前に比較すると改善して定着している。多忙時には運動の機会が少なく、食事も限られてしまうこともあり、100％理想の生活は無理だが、対処はできていて、それが自信にもつながっている。運動は、成果が実感できたこと、そして、運動することが楽しみになってきて、習慣化したとのことである。また、もともとスポーツがお好きで、ゴルフやバスケットボールでの成果をあげるという楽しみにつながる目標があったこと、いっしょに行う仲間の存在があったことも大きい、

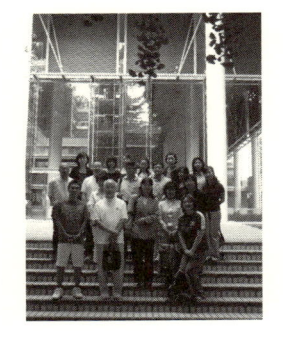

と報告してくれた。

　先に述べた研究「メタボリックシンドローム・その予備群における効率的なライフスタイル改善法の探索」は、個々のプログラムは3ヵ月間であるが、その後も、時にニュースレターを配信したり、年に何回かオフ会を行うなど、緩いつながりをもって、改善されたライフスタイルの長期的な維持継続をはかっている。

　プログラム自体は個人で行っているが、同じ目的をもってプログラムに参加した"仲間"意識もあり、また、他の人たちがどうやって"その後"を送っているのか、興味深いのも当然である。時に集って話をすること、お互いの工夫ポイントを自慢し合ったり、うまくいかない点を共感したり、いい知恵をもらったり、と参加者の方々にもスタッフにとっても非常にいい機会となっている。

　写真は大学近辺のウォーキングののち、キャンパス内のレストランで楽しく食事をとった後の1コマ、意外と知らない近場のウォーキング（大学院生のB君がセッティング）での1コマである。

集合住宅における健康サポートサービスの例

　慶應義塾大学スポーツ医学研究センターでは、2010年より三井不動産株式会社と共同研究を行っており、株式会社タニタも加わった3者の共同研究の成果として、都市型住宅居住者向けの健康サポートプログラム「Personal Health Design Program（P.H.D. プログラム）」のサービス先行提供を、2013年1月に、東京都中央区・大川端リバーシティ21地区において開始した。地区内に専用ラウンジ「P.H.D. ラウンジ」を開設し、看護師資格を持つコンサルタントが健康サポーターとして常駐し、居住者の健康のトータルマネジメントをはかるのが大きな特徴である。

　プログラムは、居住者の生活環境を詳細に把握した上で健康増進をサポートする内容となっており、現時点の健康状態だけでなく、その背景にある健康意識・健康知識・生活習慣・住環境などの関連要因を総合的にアセスメントした上で、健康行動科学的理論に基づいたオーダーメードのプログラムを提供している。これは、本サービス提供に先行して2010年に大川端リバーシティ21地区で実施したトライアル実証研究および、2010年度の経済産業省委託事業「健康増進のための住宅づくり」の成果を反映し完成したものである。

　このサービスでは、コンサルタントとの個別の面談（月1回）を行っていくとともに、同じマンションに住む利点をいかし、ハードとしての、「P.H.D. ラウンジ」の有効活用、ソフト面での会員同士あるいはコンサルタントを含めたソーシャルサポートも併せ、まさに、マルチレベルでのサポートを新しい切り口で行っていくことを目指している。

＊本サービス提供に先立ち、2010年に、プログラムのトライアル研究を無作為化比較試験の形で実施している。同地区に住む30代～60代男女約100名の参加者に約6ヵ月間のプログラムに参加してもらい、個別健康増進プログラムの効果検証を行った。具体的には、食事・運動調査、体組成測定、運動能力測定、血液検査、質問紙調査を行い、

健康意識・行動・状態を把握した上で、看護師資格を有する「健康コンシェルジュ（現 P.H.D. コンサルタント相当）」が、個人のニーズに応じたオーダーメードの6ヵ月の「健康サポートプログラム」を提供した。①健康状態の分析、②「健康サポートプログラム」の作成、③健康コンサルタント月1回面談、④WEBを活用した「健康サポートプログラム」の実践状況の記録、⑤実践継続を支援する「見守りメール」の配信、⑥健康・医療に関するセミナーを行った。終了時に同様の項目を評価し、その変化を対照群（6ヵ月間はプログラム参加しない群）と比較検討した。男性では、主観的健康感の増大、体重・BMI・体脂肪率の改善、インスリン、adiponectin（アディポネクチン：脂肪細胞から分泌される善玉ホルモンの一種）、高感度 CRP の改善、強度の高い身体活動量の増大がみられた。女性では歩数の増加を認めたが、参加者の特徴として元々健康意識が高く、動機づけもされている人が多かったためか、介入群・対照群間での差は出にくかった。今後の課題として、ライフスタイルや季節変動も加味した長期的なサポート体制が重要であること、疾病予防だけでなく、美容・快適さなど、健康へのニーズが様々になる場合、そのニーズに合わせたサポートが必要であること、個別健康増進プログラムの提供に加え、健康・医療サポートやコミュニティ形成サポート、買物家事代行などの日常生活サポートのニーズ、長期的な実施に向けての仕組みづくりの必要性が掘り起こされた。

おわりに

　この本は、専門分野の異なる3人の著者が、「健康サポート」という共通のプロジェクトに関わる中で生まれたものです。共著者の富田眞紀子さんは、社会心理学、健康科学、保健福祉学が専門で、医療とは別の形で、健康支援をしてきた経験があり、2010年より一緒にこのプロジェクトを支えてもらいました。私とは別の視点からの洞察が深く、私は彼女から多くのことを学びました。今村晴彦さんは、ソーシャル・キャピタルと健康を研究のキーワードに、健康に関連したコミュニティづくりの現場に詳しく、サイエンスだけでは語れない、コミュニティづくりの部分を、多くの事例も交えて、形にしてくれました。私自身は、元々、病院で、糖尿病をはじめとする生活習慣病患者さんの診療を行ってきました。糖尿病では、食事・運動といった生活習慣が大きく影響します。だからといって、実際患者さんが行動を変えるのは、容易なことではありません。必要に迫られて、行動変容理論や健康行動科学について学ぶようになりました。なるほど、行動変容の理論に基づきアプローチすると、効果が出やすいことがわかりました。しかし、効果の継続は時に困難ですし、そもそも病院に来てくれる方にしかアプローチできない限界がありました。そこで、本書の基盤ともなるエコロジカルモデル・マルチレベルアプローチが重要なことを実感するわけです。これは、一人の人の行動に関わる要素として、その人個人の要因、近しい人間間の要因、コミュニティレベルの要因、政策・環境レベルの要因といったものを考えてアプローチしていく方法で、本書でも述べた通りです。この考え方は、健康サポートに関わる全ての人に知っておいていただきたいと思います。

　健康サポートには、多くの設定（セッティング）があり得ます。例えば、

職域で行う場合、個別のアプローチとともに、職場環境を整える（物的環境、人的環境となるコミュニティ）ことが重要です。地域、学校、家庭といった集団もあり得ます。状況により、個人へのサポートが中心の場合、コミュニティづくりが中心の場合もありうると思います。設定ごとに実際行うことは異なりますが、その基盤となる理論、行動に結びつく意識といった部分は大きく変わらないし、知っておくと有用です。著者3人がそれぞれ実感したところであり、それがこの本を執筆する大きな動機となりました。専門分野をこえて、知っておく理解が深まる他領域について、3人の著者により、わかりやすい記述ができたかと思います。専門家の方々には、各分野については、不足する部分も多々あると思いますが、違った視点から「健康サポート」をとらえる、といった認識で、この本をご活用いただければ幸いです。

　この超高齢社会、健康への人々の関心は大いに高まっています。そして、医療・介護周辺領域のサービスがビジネスとしても注目されています。医療費抑制・健康寿命延伸をはかるには重要なことです。もともと医療・健康が専門でない分野の方の力も必要です。そんな医療・健康が専門ではないけれど、健康分野に関わることになった方々にもこの本は有用と考えています。私自身がそうであったように、臨床医の方にも、とくに第3章、第4章は、新鮮でかつ有用なものになっていると思います。そして、健康サポーターだけでなく、健康づくりをする当事者にも役に立つものになったと思います。社会の中では、一人ひとりが健康づくりの当事者であり、かつ誰かの健康サポーターでもあります。健康づくりに興味のある方、あるいは今は興味がない方も、読んでいただくことで、無理なく、健康的な行動がとれるようになるのではないかと考えています。巻末の健康サポートチャート、健康サポートワークシートは、そんな当事者の方にも、もちろんサポーターの方にも使っていただけたら幸いです。

　これらのチャートやワークシートは、私たち3人の今までの経験をふまえ、作成・改良してきたものです。これで完成というわけではなく、これからも改良していくものでもあります。お気づきの点があれば、ご

意見をいただければ幸いです。

　今まで関わってくださった研究の参加者の皆さま、関連でお世話になった皆さま、スポーツ医学研究センターのスタッフの方々、大学院健康マネジメント研究科の先生方、学生の方々にこの場を借りて感謝申し上げます。

　そして、今はまた別のプロジェクトに尽力されている日々であるにもかかわらず、今日の日まで一緒にこの本の執筆を進めてくれた、富田眞紀子さん、今村晴彦さんに感謝しています。

　慶應出版会のオフィスと、スポーツ医学研究センターは同じキャンパス内にあります。数えきれないくらい何度も足を運んでくださり、辛抱強く私たちの原稿をお待ちくださり、適切なアドバイスをくださった慶應出版会の佐藤聖氏、木下優佳氏に感謝申し上げます。

著者を代表して
平成 26 年 8 月
小熊祐子

主要索引

A
Action ……………………………… 099
Activity Pyramid ……………………… 039
attitude ……………………… 104, 106, 118

B
behavioral modification ……………… 089

C
Community capacity …………… 156, 158
concept ……………………………… 092
constructs ………………………… 092
Cons（変化による損失）…………… 101
Contemplation …………………… 099
cues to action ……………………… 093, 094

D
decisional balance ………………… 098

E
Eating triggers …………………… 050
Energy Density ………………… 053–055
Empowerment …………………… 156, 158
Externals ………………………… 114

H
Health Behavior Theory …………… 091
Health Belief Model ……………… 092

I
Integrated Behavior Model ………… 106
intension ………………………… 106
Internals ………………………… 113
International Classification of Functioning, Disability and Health, ICF …… 120

I
Issue selection ……………… 156, 158

L
lifestyle activity …………………… 035
Locus of Control（LOC）………… 113
locality development ……………… 153

M
Maintenance ……………………… 099

N
norm ……………………………… 106
Nutrient Density ……………… 053, 054

P
perceived barriers ………………… 094
perceived (behavioral) control …………………………… 105, 106
perceived benefits ………………… 094
perceived severity ………………… 093
perceived susceptibility …………… 093
perceived threat …………………… 093
personal agency …………………… 106
physical activity …………………… 029
Precontemplation ………………… 099
Preparation ……………………… 099
process of change ………………… 098
Pros（変化による利得）…………… 101

Q
QOL …………………………… 020–022

R
RE-AIM ……………………… 130, 133

S

Sedentary behavior ················· 039
self-efficacy···092, 094-098, 101, 106, 115
Smart Life Project ············ 014, 015
social action ······················ 153
social planning ···················· 153
Social Readjustment Rating Scale:SRRS ···071
stage of change ···················· 098
structured exercise ················ 034
subjective norm ··················· 105

T

Theory of Planned Behavior: TPB ··· 104
Theory of Reasoned Action: TRA ··· 104
Transtheoretical Model:TTM ········· 098

V

variables ·························· 092

W

WHO 憲章 ························ 020

あ

アクティブ・エイジング ········ 025, 026
アソシエーション ············ 137, 138

い

維持期 ···························· 099
意志のバランス ················ 098, 101
一次予防 ·························· 013
意図 ······························ 106
居場所 ······················· 179, 189
医療費 ················· 007-010, 075
インターグループ・ワーク ············ 150

え

栄養素密度 ···················· 053, 054
エコロジカルモデル···030, 091, 116, 127
エネルギー必要量 ··············· 044, 045

エネルギー密度 ················· 053-055
エンパワーメント ··············· 156, 158

お

オタワ憲章 ···················· 152, 180

か

外的統制型 ························ 113
概念 ······························ 092
空の巣症候群 ······················ 005
簡略更年期指数 ···················· 078

き

記述的規範 ························ 106
禁煙後の身体変化 ·················· 059

け

計画的行動理論 ···················· 104
経験的プロセス ···················· 100
結束型（ソーシャル・キャピタル）
 ························· 146-148
原因帰属 ···················· 111-114
健康行動の障壁 ···················· 094
健康行動の利点 ···················· 094
健康行動理論 ······················ 091
健康サポーター ············ ii, 174-179
健康寿命 ············ 002-004, 015, 016
健康信念モデル ···················· 092
健康増進法案 ······················ 013
健康づくりのための睡眠指針 ········ 065
健康都市 ····················· 152, 180
健康とは（WHO 憲章） ··········· 020
健康日本 21 ············ 012-016, 149

こ

構造的（ソーシャル・キャピタル）
 ························· 147, 148
行動意図 ···················· 104-106
行動的プロセス ··············· 100, 101

行動のきっかけ……………………… 093, 094
行動変容……………………………… 089
更年期障害……………………… 077, 079
コーピング…………… 067, 069, 070, 223
国際生活機能分類……………… 120, 134
国民医療費……………………… 007, 057
国民健康づくり運動………………… 012
個人の主体性………………………… 106
コミュニティ………… 126-129, 136-139
コミュニティ・オーガニゼーション（地区組織化活動）… 149-153, 159-161
コミュニティ・カフェ……………… 189
コミュニティ・キャパシティ… 156, 158
コミュニティ・ツールボックス…… 166
コミュニティ・ビルディング……… 152
コンストラクト……………………… 092
コントロール感……… 105, 109-111, 113

さ

座位行動……………………………… 039
サクセスフル・エイジング
　　　　　　　　……………… 022-026, 180
三次予防……………………………… 013

し

自己効力感… 092, 094-098, 101, 106, 115
実行期………………………………… 099
社会活動……………………………… 153
社会計画……………………………… 153
社会的学習理論………… 094, 097, 113
社会的再適応評価尺度………… 071, 072
社会的認知理論……………………… 097
主観的規範……………………… 105, 106
主観的コントロール…………… 105, 106
主観的な脆弱性……………………… 093
主観的な病気罹患の重大性………… 093
手段的（instrumental）態度……… 106
熟考期………………………………… 099
準備期………………………………… 099

情動的覚醒…………………………… 097
食事バランスガイド………………… 046
食品表示、フードラベル…………… 051
身体活動……………………………… 029
心理的ストレスモデル………… 067, 070

す

垂直型（ソーシャル・キャピタル）
　　　　　　　　………………………… 146-148
水平型（ソーシャル・キャピタル）
　　　　　　　　………………………… 146-148
睡眠時無呼吸症候群………………… 065
スクリーンタイム…………………… 040
すこやか生活習慣国民運動………… 014
ストレス……………… 062, 067, 223

せ

生活習慣病…………… 013-016, 027, 028
セッティング… 088, 116, 131, 132, 167
説得……………………………… 095, 097
前熟考期……………………………… 099

そ

ソーシャル・キャピタル（社会関係資本）
　　　　　　　　………………………… 143-149
ソーシャルサポート…………… 120-125, 144, 206, 207
ソーシャルネットワーク……… 121-125

た

体験的（experimental）態度……… 106
態度………………………… 104, 106, 118
代理体験……………………………… 097
たばこの流行の4段階 ……………… 057

ち

地域開発……………………………… 153
地縁コミュニティ……………… 137-139
超高齢化……………………………… 002

超高齢社会…………………… 002, 020
直接体験……………………………… 097

つ
ツール……………………………… 171-174

て
テーマコミュニティ……………… 137-139

と
統合行動モデル…………………… 106
特定健康診査・特定保健指導… 013, 028

な
内的統制型………………………… 113

に
ニコチン依存症のスクリーニングテスト
　　………………………………… 060
二次予防…………………………… 013
認知的（ソーシャル・キャピタル）
　　…………………………… 147, 148

は
パーソナリティ特性……………… 110
ハイリスクアプローチ…………… 011
橋渡し型（ソーシャル・キャピタル）
　　…………………………… 146-148

ひ
病気への恐れ………………… 093, 094

ふ
フードラベル……………………… 051
プリシード・プロシードモデル… 130
ブレスローの7つの生活習慣 …… 073

へ
平均寿命……………………… 002, 003

ヘルスプロモーション
ヘルスプロモーション………… 091, 092, 116, 117, 152
変化のステージモデル／トランスセオレティカルモデル……………… 098
変数………………………………… 092
変容ステージ………………… 098-102
変容プロセス…………… 098, 100, 101

ほ
保健補導員…………… 139, 162, 187
補償を伴う選択的最適化理論…… 024
ポピュレーションアプローチ…… 011, 012, 022

ま
マルチレベル・アプローチ…… 088, 126

め
命令的（injunctive）規範 ………… 106
メタボリックシンドローム
　　………………………… 028, 224-226

も
問題選択…………………… 156, 158

る
ルール……………………………… 171-174

れ
連結型（ソーシャル・キャピタル）
　　…………………………… 147, 148

ろ
ロール……………………………… 171-174
ロコモティブシンドローム（運動器不安定症・骨粗鬆症）…………… 080

執筆者紹介

小熊　祐子（おぐま　ゆうこ）
1991年慶應義塾大学医学部卒。博士（医学）。Master of Public Health（ハーバード公衆衛生大学院2002年卒）。慶應義塾大学医学部内科（内分泌代謝内科）での臨床経験を経て、1999年6月より慶應義塾大学スポーツ医学研究センター助手。2002年6月ハーバード大学公衆衛生大学院修了。2005年4月より慶應義塾大学スポーツ医学研究センター・大学院健康マネジメント研究科助教授。2007年4月より同准教授、現在にいたる。
専門は、予防医学および運動疫学。糖尿病を中心に生活習慣病予防・治療の運動療法、ライフスタイル改善の研究・臨床を、大学院では、健康マネジメントのうち、予防医学・疫学に関連した教育・研究を行っている。

富田　眞紀子（とみた　まきこ）
1999年立教大学大学院修士課程修了。2002年東京大学大学院医学系研究科博士課程修了。修士（心理学）、博士（保健学）。2010年より慶應義塾大学スポーツ医学研究センター研究員、現在は国立がん研究センターがん対策情報センターがんサバイバーシップ支援研究部研究員。幼少期～高齢期までの生涯発達における心身の健康状態や子どもの発達と親子関係を中心とし、QOL向上を目指した当事者支援（健康支援の必要な者、障害者、乳幼児、高齢者、がん経験者）及び、その家族支援のあり方についての調査研究を行っている。専門分野は社会心理学、健康科学、保健福祉学。

今村　晴彦（いまむら　はるひこ）
2001年慶應義塾大学総合政策学部卒業後、出版社勤務。2008年に慶應義塾大学大学院政策・メディア研究科修士課程修了、2013年に同研究科の後期博士課程単位取得退学。現在、東邦大学医学部社会医学講座衛生学分野助教、慶應義塾大学大学院政策・メディア研究科特任助教（非常勤）。ソーシャル・キャピタルと健康を研究のキーワードとしている。これまで長野県の保健補導員活動の調査や、地域在住高齢者の社会疫学調査などに従事。著書に『コミュニティのちから』（共著）など。

サクセスフル・エイジング
予防医学・健康科学・コミュニティから考えるQOLの向上

2014年10月30日　初版第1刷発行

著　者	小熊　祐子・富田眞紀子・今村　晴彦
発行者	坂上　弘
発行所	慶應義塾大学出版会株式会社

　　　　　　〒108-8346　東京都港区三田 2-19-30
　　　　　　TEL〔編集部〕03-3451-0931
　　　　　　　　〔営業部〕03-3451-3584〈ご注文〉
　　　　　　　　〔　〃　〕03-3451-6926
　　　　　　FAX〔営業部〕03-3451-3122
　　　　　　振替 00190-8-155497
　　　　　　http://www.keio-up.co.jp/

装丁・本文デザイン――土屋　光
組　版――――――――ステラ
印刷・製本――――――中央精版印刷株式会社
カバー印刷――――――株式会社太平印刷社

©2014　Yuko Oguma, Makiko Tomita, Haruhiko Imamura
Printed in Japan　ISBN 978-4-7664-2089-0